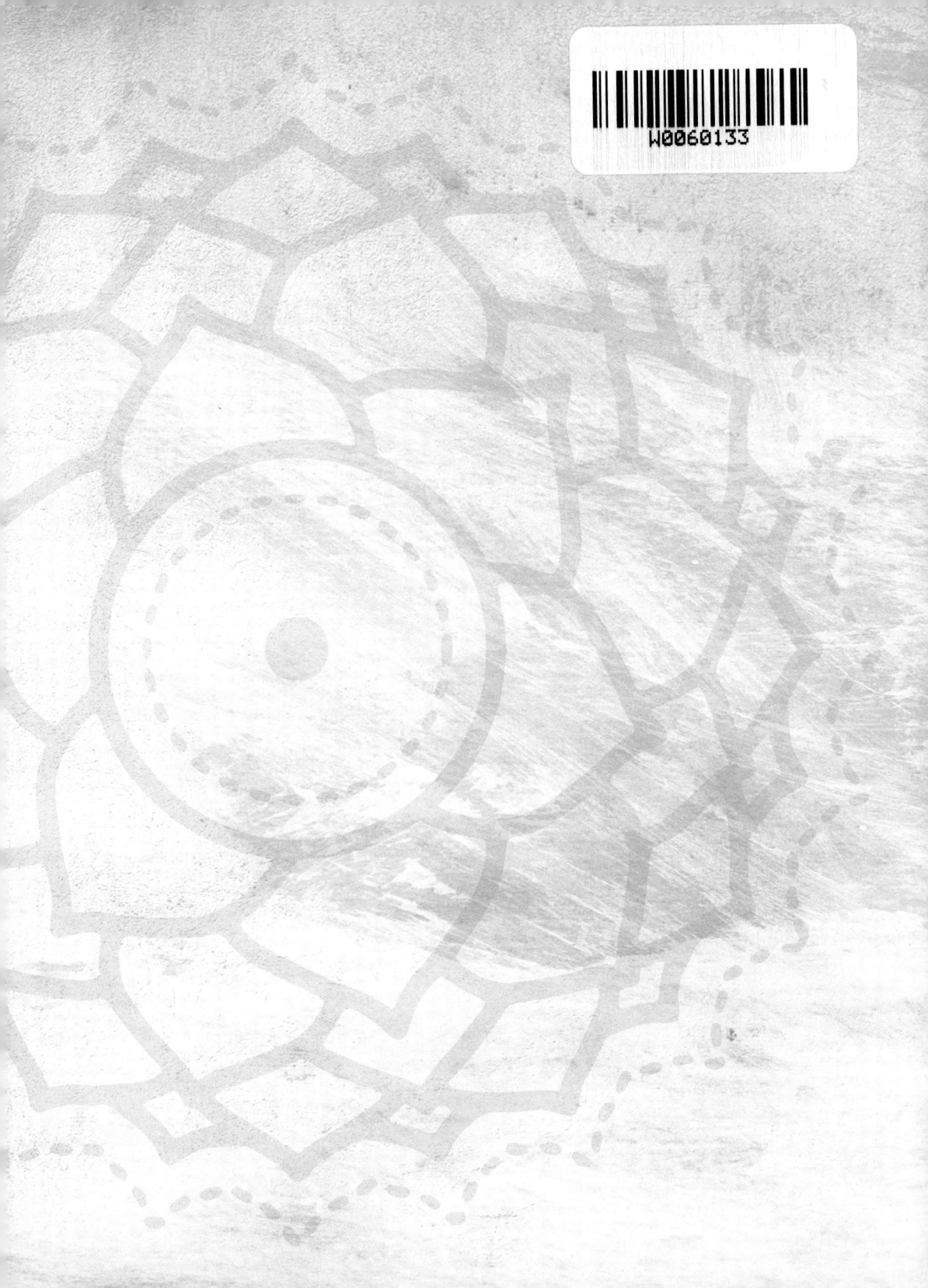

Jutta Beutel

# TÜRKIS
Ein Heilstein wie kein anderer

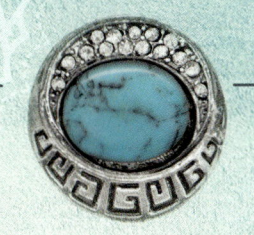

Jutta Beutel

# TÜRKIS

## EIN HEILSTEIN WIE KEIN ANDERER

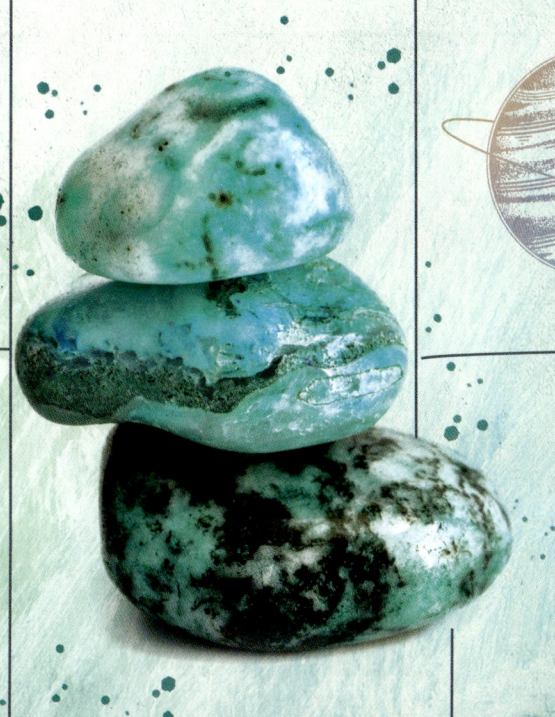

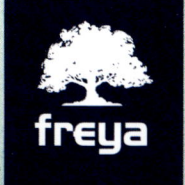

ISBN 978-3-99025-354-0
© 2018 Freya Verlag GmbH
Alle Rechte vorbehalten
A-4020 Linz
www.freya.at

**Layout:** freya_art, Regina Raml-Moldovan
**Lektorat:** Ulla Janascheck
**Fotos:** Jutta Beutel, Astrid Zunnun, Andrew Mason, Sebastian Hirsch,
Thangka Centre - Kathmandu/Nepal www.thangka.de,
Robert K. Liu/Ornament Magazine, Carico Lake bolo by John Hartman
from the DurangoSilver.com collection, weitere siehe Seite 184.
printed in EU

**Hinweis:**
Die Angaben in diesem Buch sind von der Autorin sorgfältig geprüft worden, dennoch sind sie ohne Gewähr. Die beschriebenen Heilwirkungen und medizinischen Anwendungen von Pflanzen haben lediglich informativen Charakter, eine Durchführung der Heilanwendungen findet vom Leser eigenverantwortlich statt. Dies gilt insbesondere bei ernsthaften gesundheitlichen Problemen. Eine Haftung der Autorin, des Verlags oder seiner Beauftragten ist ausgeschlossen.

# Inhalt

Einleitung...................................................9

Mineralogie...............................................13
Wie Türkis entsteht und woraus er besteht....................14
Wo der Türkis gefunden wird..................................15
Wie der Türkis zu seinem Namen kam..........................16
    Varietäten, Handelsbezeichnungen.....................16
    Türkis-Imitate.......................................18
Wie man den echten Türkis erkennt...........................18
    Worauf ist beim Kauf zu achten?......................21
    Internet.............................................21
    Preise...............................................22
Warum der Türkis seine Farbe wechselt.......................23

Die Signaturen des Türkises..............................27
Fundorte....................................................29
Farbe des Himmels...........................................32
Härte.......................................................33
Kristallsystem..............................................34
    Einteilung der Steine nach Kristallsystemen..........36
Dichte......................................................38
Spaltbarkeit................................................39
Bestandteile................................................40
    Wasser...............................................40
    Kupfer...............................................41
    Aluminium............................................42
    Phosphor.............................................42
Zusammenfassung.............................................43

## Die Sterne und der Türkis ........................................... 45

Türkis – der Stein des Göttervaters Jupiter ....................................45

Der Saturn im Türkis ................................................................ 48

Türkis, ein Stein Neptuns ..........................................................51

## Der Türkis als Heilstein ............................................. 53

Meditation/Betrachten ...............................................................57

Das Tragen und Auflegen ............................................................59

Die Chakren und der Türkis........................................................63

   Die einzelnen Chakren im Überblick......................................65

Die Schwingungen des Türkises einfangen....................................72

   Türkis-Edelsteinwasser für die Seele und den Körper ..............73

   Türkis-Elixiere nach der Sonnenmethode ...............................78

Von der richtigen Behandlung des Türkises....................................81

   Säubern und Entladen des Türkises.........................................82

   Aufladen des Türkises..........................................................86

   Aufbewahrung ...................................................................87

Türkis in der Medizin gestern und heute ......................................88

   Der Türkis in der Ayurvedischen Alchemie,

   dem Rasa Shastra.................................................................89

Die Quintessenz des Türkises in der Alchemie ...............................97

Der Türkis in der Homöopathie ..................................................99

## Der Türkis bei den Tibetern, den Indianern, den Sinti und Roma........................................................105

Der heilige Stein Tibets..............................................................105

   Der Türkis als Hüter der Seele .............................................112

Der Stein des Himmels für amerikanische Ureinwohner ............125

   Der Türkis im Südwesten ....................................................126

Schwarze Künste..................................................134

Mount Taylor, der Türkisberg........................136

Archäologische Funde ....................................137

Indianerschmuck..............................................139

Der lebende Stein bei den Zigeunern ...............144

Der Magnetismus des Türkises......................144


# Wundersames aus aller Welt..................151

Persien/Iran..........................................................151

Mexiko, die Azteken.........................................154

Ägypten................................................................156

Israel.....................................................................160

Flandern...............................................................161

Großbritannien..................................................167

Frankreich ..........................................................168

Deutschland/Österreich..................................168

Weltweite Türkisminen ..................................170

Ägypten..........................................................170

USA.................................................................170

China...............................................................174

Tibet................................................................175

Iran..................................................................175

Chile ...............................................................175


Die heiligen drei Könige, Rilke........................176


# Anhang

Adressen und Kontaktdaten.............................181

Literatur ..............................................................181

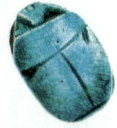

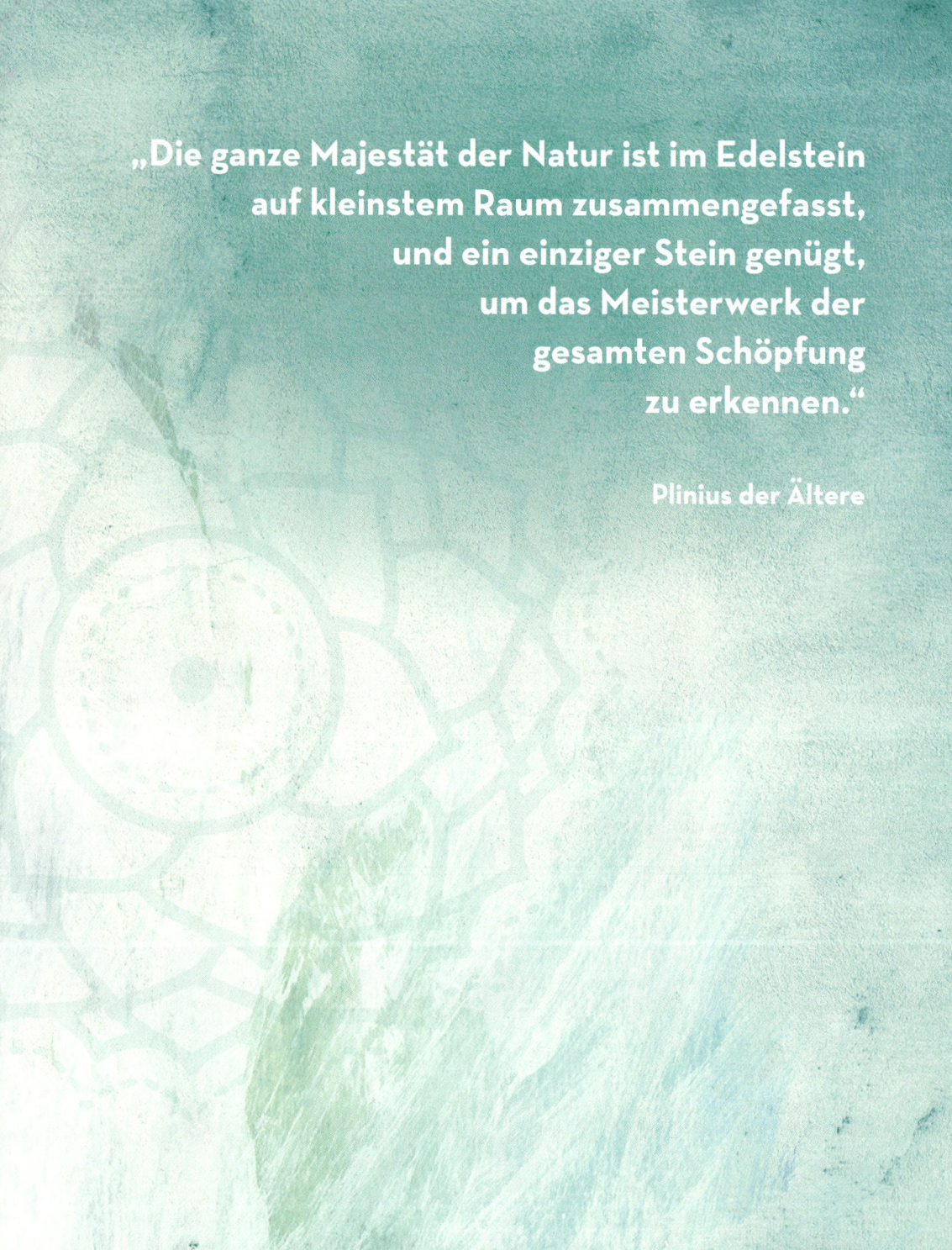

„Die ganze Majestät der Natur ist im Edelstein
auf kleinstem Raum zusammengefasst,
und ein einziger Stein genügt,
um das Meisterwerk der
gesamten Schöpfung
zu erkennen."

Plinius der Ältere

# EINLEITUNG

Er ist lebendiger als die meisten anderen Steine,
deren Seelen sich in tiefem Schlaf befinden.

Peter Hochmeier über den Türkis in:
Der Weg des Sonnenfunkens

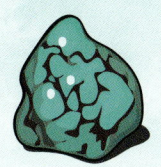

**Die Faszination, die vom Türkis ausgeht, diesem Stein mit der unwiderstehlichen Farbe des Himmels, ist seit Jahrtausenden bis in unsere Gegenwart ungebrochen.**

Wo immer er auf der Welt gefunden wird, genießt er das Vertrauen des Menschen und kein Edelstein begleitet den Menschen seit so langer Zeit wie der Türkis. Allein die Namen, die man ihm gab, zeugen von der positiven Energie, die man mit ihm verbindet: Im alten Ägypten war das Wort *Freude* identisch mit dem Wort für Türkis, in Persien nennt man ihn *den Glückbringenden, den Siegreichen*, und in einigen Regionen Tibets ist er *die Essenz des Wassers*. Die Indianer im Südwesten der USA bezeichnen ihn respektvoll als *Stein des Himmels, Stein des Wassers, Stein der Segnungen* oder *Stein des Lebens*. Er steht dem Menschen so nahe wie kein anderer Stein, man vertraut ihm seine Gesundheit, sein Glück, ja sogar seine Seele an.

Er ist uns wohlgesonnen, ihm wird nachgesagt, dass er mit dem Menschen fühlt, dessen Leiden nicht ertragen kann und für ihn seinen Schmerz aufnimmt, umwandelt und als positive Kraft wieder abgibt. Die eigene Erfahrung hat mir gezeigt, dass dem genauso ist. Und dieser Erfahrung verdanke ich es, dass ich mich intensiv

> Kein Edelstein begleitet den Menschen seit so langer Zeit wie der Türkis.

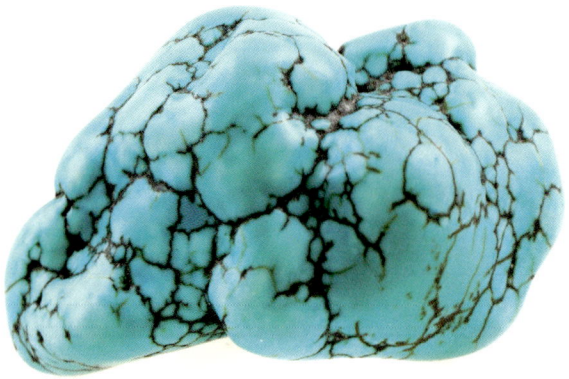

mit diesem so besonderen Stein beschäftigt habe, und letztlich ist es auch dieser Erfahrung zu verdanken, dass dieses Buch – eine kleine Hommage an den großen Stein – entstanden ist.

Mythen sind keine erfundenen Geschichten, denn sie geben die Wirklichkeit, die Erfahrung von Generationen, in Bildern wieder.

Unzählige Legenden ranken sich um den Türkis, in den Schöpfungsmythen der Tibeter ist er genauso vertreten wie in denen der Ureinwohner Nordamerikas. Mythen sind keine erfundenen Geschichten, denn sie geben die Wirklichkeit, die Erfahrung von Generationen, in Bildern wieder. Deshalb werden Sie in diesem Buch auch einige schöne Legenden und Mythen finden, seien sie von den Indianern, den Tibetern oder anderen Völkern, denn sie vermitteln ein Bild davon, wie eng die Beziehung zwischen Mensch und Türkis ist und welch hohen Stellenwert dieser Stein in vielen Kulturen innehatte und -hat.

Türkis schmückt wichtige sakrale Werke genauso wie die Insignien von Herrschern – und er war und ist ein wichtiger Heilstein. Während der richtige Umgang mit den Steinen in vielen Teilen der Welt durchgehend seit Jahrtausenden praktiziert wird, ist das Wissen um die Heilkunde mit Steinen bei uns fast schon verloren gegangen. Im 17. und 18. Jahrhundert entstanden noch wertvolle Werke über die richtige Verarbeitung der Steine, aber seit Ende des 18. Jahrhunderts ist es still geworden um die Kunst, mit Steinen zu heilen.

Seit einigen Jahrzehnten jedoch zeichnet sich ein Wandel ab: Die Steine sind wieder mehr ins Bewusstsein der Menschen gerückt und einigen engagierten Persönlichkeiten ist es zu verdanken, dass im Bereich der Steinheilkunde wieder vermehrt geforscht und gelehrt wird. So lassen sie uns erfahren, wie wir den Türkis richtig tragen oder auflegen und wie wir ein Edelsteinwasser und Elixier für unser Wohlbefinden herstellen können. Wir werden aber auch einen Einblick in die Herstellung von alchemistischen Zubereitungen bekommen, denn es ist eine große und fast vergessene Kunst, das Heilende eines Steines zu gewinnen, damit es innerlich zum Wohle des Menschen eingenommen werden kann. Nur in wenigen hochwertigen Produkten ist solch aufbereiteter Türkis noch enthalten, wie z. B. in den berühmten Juwelenpillen aus Tibet.

**Ich wünsche Ihnen, dass Sie diesen wunderbaren Stein für sich entdecken, dass Sie ihn tragen, wann immer Ihnen danach zumute ist, dass Sie sich an seiner Schönheit erfreuen können, dass er Ihnen seine heilsamen Kräfte vermittelt – und dass er Ihnen zum Freund wird.**

> Das Heilende des Steines zu gewinnen, damit es innerlich zum Wohle des Menschen eingenommen werden kann.

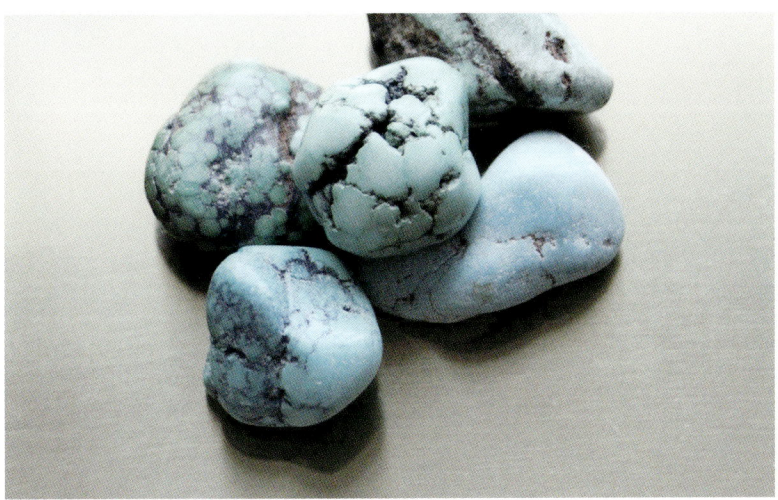

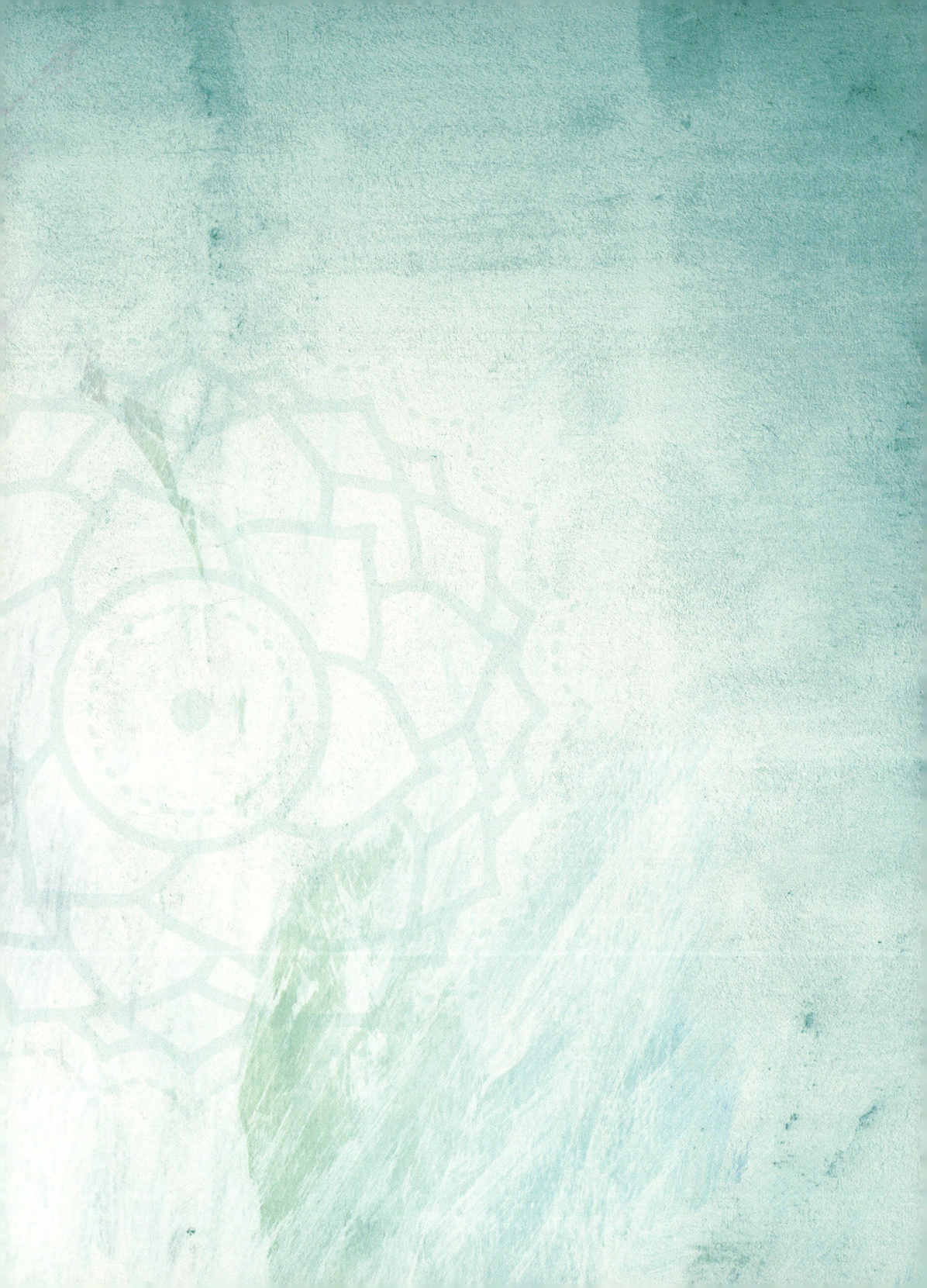

# MINERALOGIE

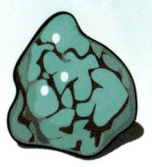

Er ist der Stein der Wüste. Er ist die Farbe der Sehnsucht.
Ellen Meloy

Die ältesten Steine unserer Erde sind fast so alt wie die Erde selbst; das Alter unserer Erde beträgt ca. 4,5 Milliarden Jahre, den ältesten auf der Erde bisher gefundenen Stein kann man auf 4 bis 4,3 Milliarden Jahre datieren: ein Gneis aus dem Nordwesten Kanadas. Etwa genauso alt dürften die ältesten Kristalle sein, die in den Jack Hills im Westen Australiens gefunden wurden: Zirkone, die in ihrem Innern winzige Diamantteilchen enthalten. Zirkone sind die ältesten Edelsteine der Welt.

Edelsteine gab es schon lange, bevor die Menschen begannen, die Erde zu bevölkern, und es wird sie noch geben, wenn es die Menschen nicht mehr gibt. Und sie alle haben eine eigene Entstehungsgeschichte und eigene Orte, an denen sie gefunden werden.

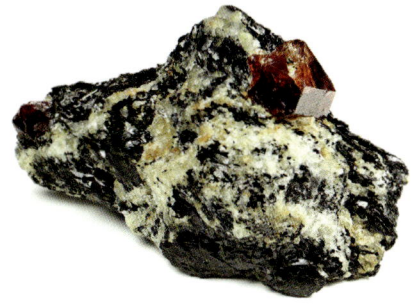

Zirkon im Muttergestein gefunden in Gilgit/Pakistan

# ⊙ *Wie Türkis entsteht und woraus er besteht*

**Der Türkis zählt zu den Sekundärmineralen, das heißt, er ist später als das ihn umgebende Gestein entstanden.**

Er bildet sich in der sogenannten Oxidationszone, also im Bereich zwischen der Erdoberfläche und dem Grundwasser (bis etwa 30 m unter der Erde). In diese Zone dringt relativ leicht Regenwasser oder Wasser von verschiedenen Gewässern, wie Quellwasser, ein und bringt dabei u. a. auch Sauerstoff mit. Mineralien werden freigesetzt und verbinden sich mit den Stoffen, die sich im Wasser befinden. Der Türkis bildet sich dabei vor allem in zerklüftetem kupfer- und aluminiumhaltigen Gestein, das mit Spalten und Rissen durchsetzt ist. Letztendlich entsteht der Türkis aus der mit Mineralien vermischten wässrigen Lösung, was seinen hohen Wasseranteil erklärt – ein Prozess, der mindestens 30 Millionen Jahre in Anspruch nimmt.

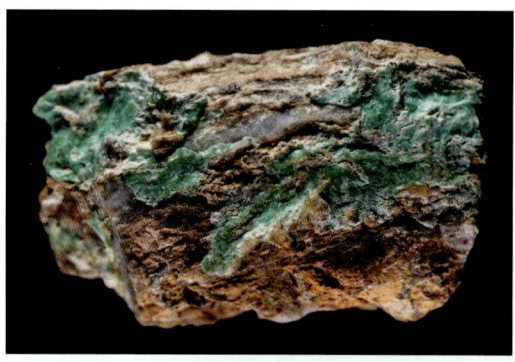

Türkis findet sich häufig an Südhängen, denn dort gibt es im Winter mehr Sonnenlicht und der Schnee schmilzt schneller, was die Entstehung erleichtert.

Der edle Stein besteht aus **Wasser**, **Aluminium**, **Phosphor**, **Kupfer** und vielen weiteren Elementen, die jedoch nur mit einem sehr kleinen Anteil vertreten sind.

In einer chemischen Formel lässt sich das wie folgt darstellen:

$$CuAl_6(PO_4)_4(OH)_8 \cdot 4H_2O$$

Die Zusammensetzung variiert jedoch stark, so kann der Türkis Eisen, Zink, Calcium, Barium und Silicium enthalten, was wiederum Einfluss auf seine Farbe hat – sein Farbspektrum reicht so von Hellblau über Blau bis hin zu Grün und Gelblich-Grün. Blaue Steine enthalten einen hohen Kupferanteil, grüne einen hohen Anteil an Eisen, und Steine, die ins Gelbliche tendieren, beinhalten viel Zink.

Türkis ist oft von einer Matrix durchzogen, im Englischen spricht man von *spiderweb*. Dieses Muster entsteht durch die Anreicherung anderer Stoffe in den Zwischenräumen des Türkises: Pyrit (goldfarben), Manganoxide (schwarz), Limonit (gelb oder braun) oder Ton (helle Farbe).

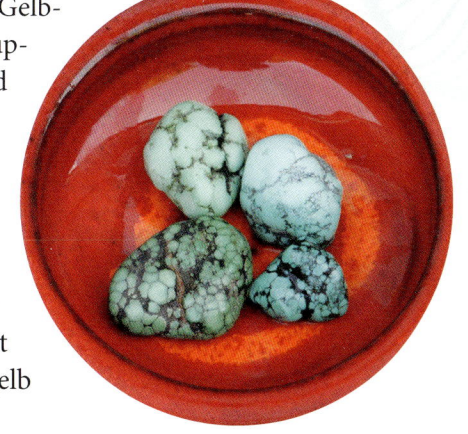

# *Wo der Türkis gefunden wird*

**Wüsten und karge Landschaften sind die Heimat des Türkises. Umso mehr hebt sich dieser Stein mit seinem lichten Blau oder seinem zarten Grün gegen die staubigen Farben ab; oft findet man ihn in oder bei Kupferlagerstätten – und Kupfer ist auch ein wichtiger Bestandteil des Edelsteins.**

Türkisfundstellen gibt es fast auf der ganzen Welt, jedoch konzentriert sich der Abbau auf einige Länder mit größeren Vorkommen. Am bekanntesten ist der Türkis aus dem Südwesten Amerikas, aus China, Ägypten und dem Iran. Kleinere Türkislager gibt es in Australien, Chile, Mexiko und Afghanistan.

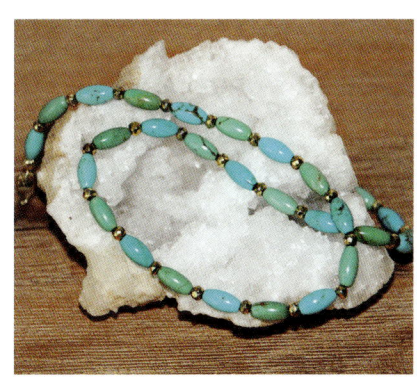

Türkiscollier deutscher Fabrikation mit grünen und blauen Steinen aus der Hubei-Region in China

# ⊙ *Wie der Türkis zu seinem Namen kam*

Im Mittelalter gelangte er mit den Kreuzzügen von Persien über die Türkei zu uns.

Obwohl der Türkis schon seit Jahrtausenden als Heil- und Schmuckstein in vielen Kulturen geschätzt wurde, kam er relativ spät nach Europa. Erst im ausgehenden Mittelalter gelangte er mit den Kreuzzügen von Persien über die Türkei zu uns. An vielen Orten Europas galt fälschlicherweise die Türkei als Ursprungsland des begehrten Steins, die Franzosen nannten den Türkis deshalb *pierre turquoise*, türkischer Stein, wovon sich der deutsche Name *Turkoys*, später Türkis, ableitet.

## Varietäten, Handelsbezeichnungen

Türkis ist unter verschiedenen Namen im Handel, seine Varietäten haben oft eigene Bezeichnungen.

**Alte Bezeichnungen:**
› Turkoys
› Türckis
› Turchesia, Plural: Turchesier
› okzidentalischer Türkis = Türkis vom neuen Stein = Zahntürkis
› orientalischer Türkis = Türkis vom alten Stein (oder vom alten Felsen), für himmelblauen Türkis (der meist aus Persien stammte)
› spanischer Türkis, gemeint ist ein dunkelgrüner Türkis mit Einschlüssen
› Sinai-Stein

**Agaphit:** glasartiger Türkis

**Arizonoit:** Bezeichnung für Türkis aus Arizona

**Callaina, Callait, Kallait:** Diese Bezeichnung hatte der Türkis mitunter bis in 19. Jahrhundert hinein. Der Name leitet sich vom griechischen καλάϊνος *kalláïnos* (blau und grün schillernd) ab und geht auf Plinius den Älteren zurück, der ihn in seinem Werk *Naturalis historia* verwendet hat.

**Fossiler Türkis oder Zahntürkis:** Der Begriff taucht immer wieder auf, ist nicht klar definiert und wird unterschiedlich gebraucht:
› Türkis, der sich in Leerräumen gebildet hat, die fossile Pflanzen- oder Tierteile wie z. B. Muscheln nach ihrer Auflösung hinterlassen haben – ein äußerst seltenes Phänomen. Beispiele gibt es aus der Carico-Lake-Mine und der Lone-Mountain-Mine im Südwesten der USA.
› ist kein Türkis, sondern ein vivianisierter fossiler Zahn (sehr selten). Vivianit lagert sich mitunter in fossilen Knochen und Zähnen z. B. vom Mammut, auch in Muschelschalen ein.
› Türkis, der sich um zylindrisch geformte Eisenoxydbildungen gelegt hat.

**Henwoodit:** eisenhaltige Türkis-Varietät aus England

**Johnit:** glasartiger Türkis

**Rashleighit:** eisenhaltige Türkis-Varietät aus England

**Schwarzer Türkis:** ist *kein Türkis*, sondern die Bezeichnung der *Zunis* für *Jett*. Bei *Jett* handelt es sich um versteinerte Holzkohle, die häufig für Schmuckstücke zusammen mit Türkis, Muscheln und Korallen verarbeitet wird.

**Weißer Türkis:** *White Buffalo* kommt meist aus Nevada, Arizona, USA und enthält einen kleinen Anteil von blauem oder grünem Türkis, woran man übrigens den echten weißen Türkis erkennt.

Weißer Türkis hat eine kalkartige Konsistenz und eine sehr geringe Härte von 1 auf der Mohs-Skala. Häufig werden Howlith oder Magnesit fälschlicherweise als weißer Türkis verkauft.

## Türkis-Imitate

**Recse-Türkis:** gepresstes Türkis-Imitat

**Afrikanischer Türkis:** Chrysokoll-Diorit, der unter diesem Namen angeboten wird

**Seam Turqouise:** aus Türkisteilen oder -pulver mit Harzen vermischtes Produkt

*Neotürkis, Wiener Türkis oder Hamburger Türkis: Hier handelt es sich um synthetische Kunstprodukte.*

**Turkenit:** Türkisimitation, meist aus gefärbtem Magnesit, Calcit oder Howlith

**Wiener Türkis und Neotürkis:** sind leider nur sehr schwer von echtem Türkis zu unterscheiden, da die Produkte, die aus gepressten Pulvern bestehen, in Härte, Farbe und Glanz dem Türkis sehr ähnlich sind.

 # *Wie man den echten Türkis erkennt*

Der Türkis ist ein sehr wertvoller Stein, dessen Preis in den letzten Jahren immens gestiegen ist. Grund dafür sind die wachsende Nachfrage und die Schließung wichtiger Minen wie die der Sleeping Beauty in Arizona.

Deshalb wird nur allzu gerne versucht, beim Verkauf einen größeren Profit zu erlangen, indem man Steine geringerer Qualität aufhübscht. Leider sind mittlerweile Fälschungen auf dem Markt, die mit bloßem Auge nur sehr schwer von echten Steinen zu unterscheiden sind.

Erfahrung im Umgang mit dem Stein bringt es mit sich, dass Sie ein immer besseres Gespür für die Echtheit des Steines entwickeln werden, das Sie vor Fehlkäufen schützt. Leider gibt es keine einfache Methode, die Echtheit eines Türkises selber zu bestimmen, manche führt auch zur Verletzung des Steines, wie die Feuerprobe, bei der ein Teil des Steines an eine Gasflamme gehalten wird: Wenn er in mehrere Teile zerspringt oder zerbröselt, ist er echt, künstliche Steine dagegen riechen nach den Stoffen, mit denen sie behandelt wurden, wie Kunststoff oder Wachs.

Bei billigen Fälschungen genügt es oft schon, wenn man etwas Spiritus auf ein Tuch gibt und über den Stein streicht – die Farbe geht ab. Bei aufwendigen ist das schon schwieriger. Acetonlösungen und Röntgenaufnahmen geben hier Aufschluss.

Sicherheit über Ihren Stein erlangen Sie, wenn sie ihn zur Prüfung an ein geeignetes Institut senden. Eine Untersuchung ist nicht

> **Erfahrung im Umgang mit dem Stein bringt es mit sich, dass Sie ein immer besseres Gespür für die Echtheit des Steines entwickeln werden, das Sie vor Fehlkäufen schützt.**

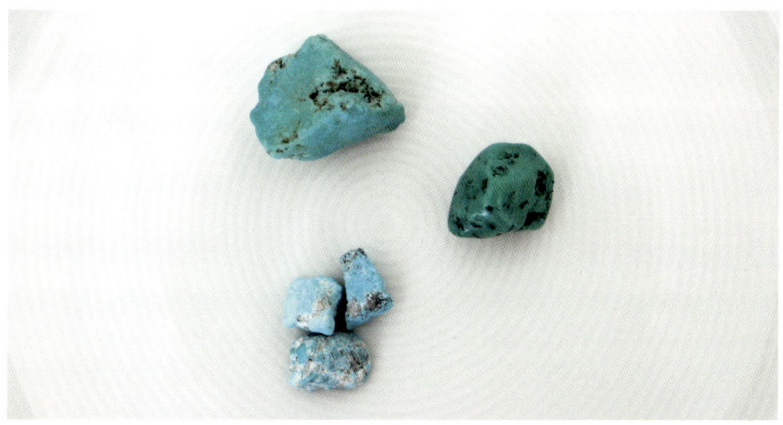

**Natürliche Türkise** links oben: Rohstein aus dem Iran, **rechts oben**: getrommelter Stein aus Arizona, **unten**: kleine Rohsteine aus dem Südwesten der USA

ganz billig, kann sich jedoch lohnen, besonders wenn man den Stein als Heilstein verwenden möchte. (Deutsche Stiftung Edelsteinforschung, siehe Seite 181)

Kauft man Türkis, findet man häufig die Bezeichnung **stabilisiert**, **behandelt** und **rekonstruiert**.

Ich würde davon abraten, einen solchen Stein als Heilstein zu verwenden.

**Stabilisiert**: Hier wurde der Stein nicht verändert, aber die Poren des Türkises mittels farblosen Kunstharzen imprägniert, um ihn vor der Weiterverarbeitung härter zu machen. Mittlerweile sind ca. 90 % (!) der Türkise, die auf dem Markt sind, stabilisiert, was sehr schade ist, denn letztlich werden dem Stein die Poren, und damit sein Freiraum, mit einem Kunstprodukt verklebt; ich würde deshalb davon abraten, einen solchen Stein als Heilstein zu verwenden. Das Stabilisieren mit Kunstharzen wurde erst nach dem Zweiten Weltkrieg entwickelt; sollten Sie ältere Steine oder älteren Türkisschmuck besitzen, so dürfte dieser weitgehend unbehandelt, bestenfalls mit einem mineralischen Öl bestrichen sein.

**Behandelt**: Ist ein Türkis als behandelt deklariert, dann wurde er beispielsweise künstlich eingefärbt, um eine intensivere Farbe zu erhalten. Sogar die Matrix kann künstlich erzeugt werden: Dabei wird der Türkis entweder in dunkelfarbige Substanzen getaucht oder seine Vertiefungen werden mit Zement oder Tusche aufgefüllt und ergeben dann beim Schleifen dunkle Risse.

**Rekonstruiert**: Hier handelt es sich um Steine, die aus Schleifstaub und kleinen Bruchstücken mittels Kunstharz zusammengeklebt werden, wobei der Harzanteil bis zu 40 % des Volumengewichts betragen darf; diese Produkte haben mit einem echten Türkis natürlich nichts mehr zu tun. Meist werden rekonstruierte Türkise für billigen Modeschmuck verwendet – dürfen aber tatsächlich als echter Türkis deklariert werden.

**Howlith**, **Magnesit**, **Chalcedon** und andere Steine werden häufig türkisfarben eingefärbt, wobei das Produkt nicht immer entsprechend deklariert wird; und Vorsicht vor Neotürkis, Wiener Türkis oder Hamburger Türkis: Hier handelt es sich um synthetische Kunstprodukte.

## Worauf ist beim Kauf zu achten?

Es gilt die alte Regel: Kaufen Sie beim Händler Ihres Vertrauens! Man sollte sich auch immer bewusst sein, dass ein echter Türkis seinen Preis hat. Eine billige quietschblaue Türkis-Kette für 15 Euro auf einer Mineralienbörse oder in einem Strandladen im Badeort ist natürlich leicht als Fake zu erkennen, schwieriger ist das bei gut gefälschten Stücken.

### Gütesiegel GKS

Sicherheit beim Kauf bietet das Gütesiegel GKS (Gemmologisch kontrollierte Steinqualität). Dieses Siegel erhalten Händler, die ausschließlich Edelsteine und Mineralien, die den strengen GKS-Standards nach den Richtlinien des Steinheilkundevereins e. V. entsprechen, verkaufen: Imitationen sind verboten, künstlich vorgenommene Veränderungen wie Färben, Stabilisieren etc. sind ausdrücklich zu deklarieren. Regelmäßige Kontrollen gewährleisten Sicherheit für den Käufer.

## Internet

In den USA gibt es einige Minen und Händler, die Türkise, vor allem aus dem Südwesten der USA, mit genauer Herkunftsangabe anbieten. Es lohnt sich, hier ein bisschen im Netz zu stöbern.

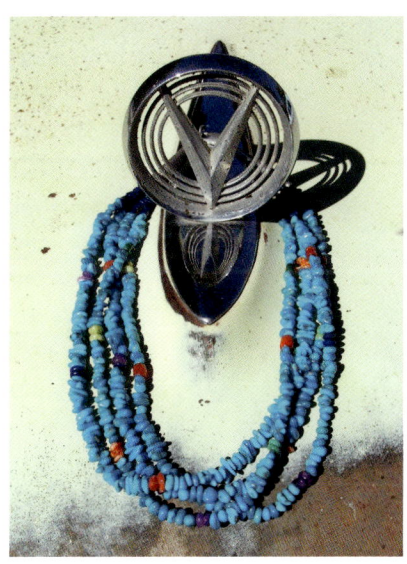

Eine vierreihige Kette mit Türkisen aus der Sleeping-Beauty-Mine von Astrid Zunnun.

# Preise

**Die Preise für Türkis variieren enorm und sind stark abhängig von der Art der Behandlung, der Fassung und der Mine, aus der sie kommen.**

**Hierzu ein kleiner Eindruck**
Man sollte unterscheiden, ob man einen Türkis als Heilstein verwenden will (Rohsteine und unbehandelte, aber getrommelte Steine) oder ob es sich um Sammlerstücke oder Schmuckstücke handelt.

**Unbehandelte Rohsteine**, die meist noch einen Anteil vom Muttergestein enthalten, sind schon relativ günstig zu erhalten, ein Stein von 10 g kostet etwa 15–20 Euro bei einem guten Fachhändler.

**Getrommelte, aber ansonsten unbehandelte Steine** von etwa 4 g kosten circa 30 Euro. Schmuck- und Sammlerstücke sind da oft schon wesentlich teurer:

In Deutschland erhält man bei einem guten Schmuckhändler beispielsweise einen in Gold gefassten Kingman-Türkis (stabilisiert) für ca. 60 Euro/Karat, einen in Silber gefassten chinesischen Türkis (stabilisiert) für etwa 25–30 Euro/Karat.

**Geschliffene Steine** bestimmter Minen erhält man oft nur direkt über den amerikanischen Versandhandel, hier kostet beispielsweise ein nicht gefasster Bisbee 25–30 Dollar/Karat, ein Lander Blue, der zu den teuersten Türkisen zählt, etwa 200 Dollar/Karat.

# Warum der Türkis seine Farbe wechselt

Die Porosität des Steines bringt es mit sich, dass der Türkis sehr empfindlich auf Umwelteinflüsse reagiert. Man sollte deshalb vorsichtig sein, wenn man ihn in Kontakt bringt mit Kosmetika, Seife, Fett und chemischen Stoffen, denn dadurch sind Farbveränderungen möglich. Stabilisierter Türkis ist davon weniger betroffen. Da der Stein einen hohen Anteil an Wasser enthält, verblasst seine Farbe, wenn er viel an der Sonne liegt.

Aber der Türkis reagiert auch auf den Menschen, der ihn auf der Haut trägt.

Unsere Haut ist unsere Abgrenzung nach außen, sie ist unser größtes Sinnesorgan und sie gilt als Spiegel unserer Seele: Wir erblassen vor Schreck oder erröten, wenn wir peinlich berührt sind. Zahlreiche Redewendungen geben dies wieder: Es geht mir unter die Haut, es ist zum Aus-der-Haut-Fahren, sie ist eine ehrliche Haut, er fühlt sich wohl in seiner Haut, er wehrt sich seiner Haut.

Die Haut ist neben Leber, Niere, Lunge und Darm eines unserer fünf Entgiftungsorgane. Wenn unser Stoffwechsel stark belastet ist, so werden Säuren und Stoffwechselendprodukte in der Haut abgelagert, die oft als Ekzeme und Unreinheiten sichtbar sind. Es gibt Hauterkrankungen, die auf psychische Belastungen zurückzuführen sind.

Der Türkis mit seiner mittleren Härte und seiner hohen Porosität scheint wie geschaffen dafür, all die feinen Signale, die über die Haut des Trägers ausgesendet werden, aufzunehmen – verändert sich das seelische oder gesundheitliche Befinden des Trägers, so verändert sich auch die Farbe des Türkises.

Unsere Haut ist unsere Abgrenzung nach außen, sie ist unser größtes Sinnesorgan und sie gilt als Spiegel unserer Seele.

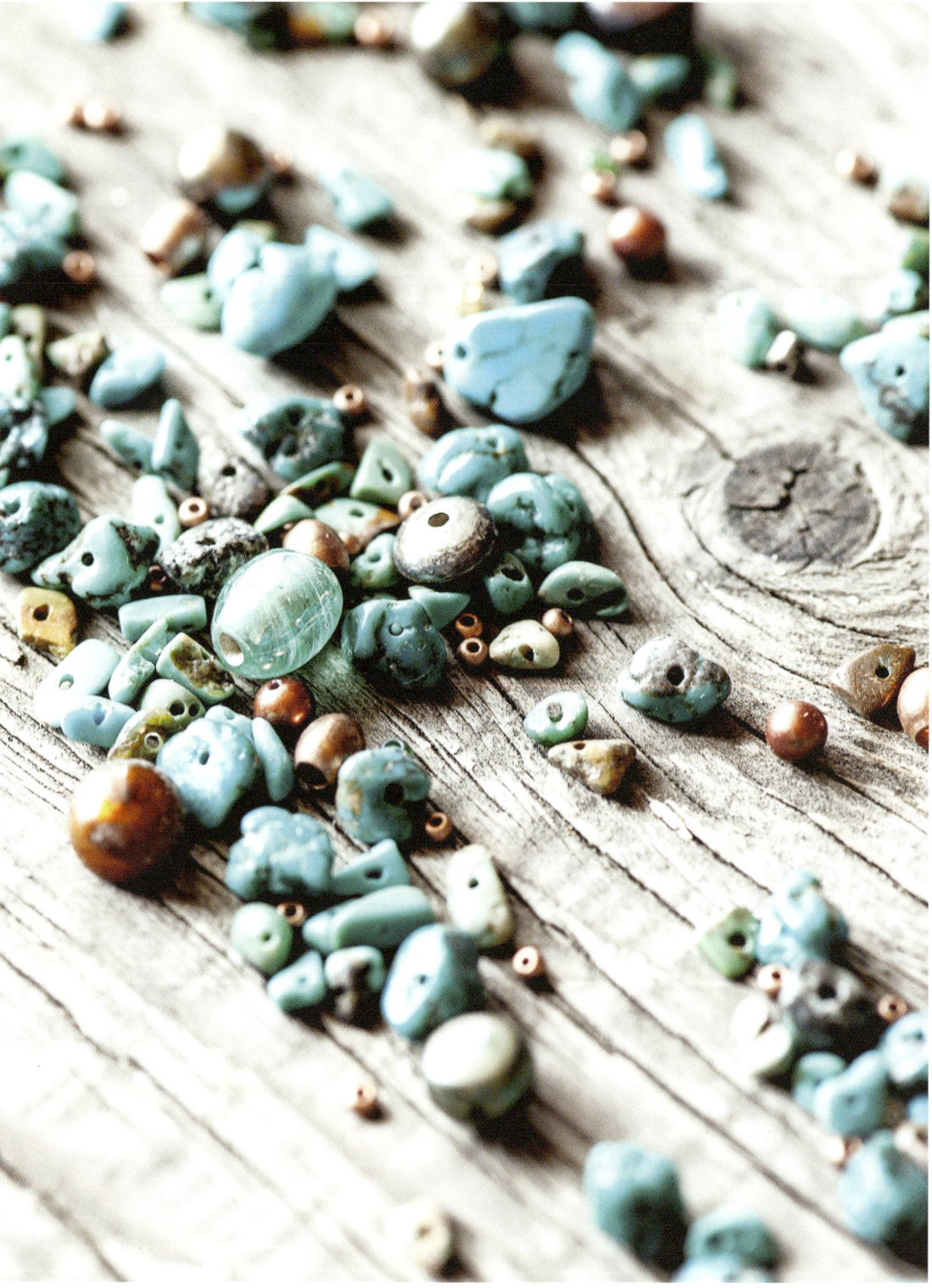

Der Zusammenhang zwischen einer Änderung des Gesundheitszustandes und einer Änderung der Türkisfarbe wurde bereits im alten Persien, in Indien und im arabischen Raum beobachtet, wo es hieß, dass eine Farbveränderung auf Krankheit oder gar den Tod des Trägers hinweise. Zu der Frage, ob es sich um einen Mythos handelt, dass der Türkis beim Tod seines Trägers seine Farbe verliert und diese bei einem neuen Besitzer wiedererlangen kann, habe ich einige interessante Geschichten gefunden.

Rätselhaft bleibt die Fähigkeit des Türkises, seine Farbe zu ändern, was sicherlich nicht nur mit der hohen Porosität erklärt werden kann, denn es gibt ebenso poröse andere Steine, die jedoch nicht in der Lage sind, ihre Farbe zu ändern.

„Alle Kräfte,
die in den natürlichen Dingen sind,
werden durch die Zeichen erkannt.
Die Natur lässt nichts von ihr gehen,
ohne das zu bezeichnen,
was in ihr ist."

Paracelsus

# DIE SIGNATUREN DES TÜRKISES

**Die Menschen früherer Zeiten waren darin geschult, die Signale, die von den *natürlichen Dingen* ausgingen, ihre Botschaften zu erkennen und zu deuten. Diejenigen, die diese Hinweise richtig zu interpretieren wussten, konnten erkennen, welche Heilkräfte darin wohnten und gegen welche Gebrechen und Krankheiten ihre Hilfe in Anspruch genommen werden konnte.**

Zu den *natürlichen Dingen* zählen auch die Mineralien und Steine. Wer ihre Signaturen deuten kann, vermag ihr Wesen zu erkennen. Wir untersuchen beim Türkis außer seiner Hauptsignatur, der Farbe, auch noch einige weitere *Zeichen*, wie sein Kristallsystem, seine Härte oder seine Dichte. Mit der Zeit entsteht ein *rundes* Bild vom Wesen und Wirken des Türkises.

> Zu den natürlichen Dingen zählen auch die Mineralien und Steine.

Der Amerikaner Mick McAllister hat den Türkis in einem Vergleich mit dem Diamanten sehr schön beschrieben:

„Die Tugend des Diamanten ist im Grunde eine gemachte Tugend: seine Qualität wird durch die Präzision der Facettierung und durch den Schliff des Steines bestimmt. [...]; Der Türkis hat andere Tugenden. Er kommt aus einem heiligen Land und trägt in sich den Genius Loci. Sein Wert liegt zutiefst in seiner Verbindung zu diesem Ort.

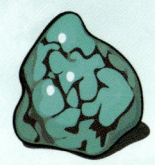

Mc Allister ist wichtig, dass der Türkis möglichst wenig bearbeitet wird. Er schätzt ihn für seine Matrix und schreibt:

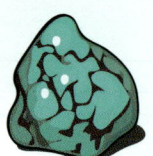

„Der Türkis ist ganz er selbst, ganz Oberfläche,
Ablagerung, Erstarrung von Wasser und Himmel,
mit einer irdenen Matrix, die paradoxerweise wie Wasser
durch seine blau-grün verlaufende Oberfläche fließt."
Mc Allister, Diamonds and Turquoise

**Der Türkis schafft sofort Nähe, er ist ein Stein für die Armen und die Reichen.**

*Der Türkis ist ganz er selbst* – vielleicht liegt es auch daran, dass er nicht nur verehrt, sondern regelrecht geliebt wird. Er ist kein luxuriöser Stein, wie etwa die *königlichen* Steine Rubin, Saphir und Smaragd. Der Türkis schafft sofort Nähe, er ist ein Stein für die Armen und die Reichen; wo er gefunden wird, ist er für alle da. Man vertraut ihm seine Gesundheit und sein Glück, ja sogar seine Seele an. Jeder Türkis ist anders, mancher von himmelblauer überirdischer Schönheit, ein anderer von einer geheimnisvollen Matrix durchzogen – aber jeder ist ein Individuum, jeder erzählt eine Geschichte, jeder ist ein lebendiger Stein.

Liebe ist es auch, was die Schriftstellerin Ellen Meloy beschreibt: Nachdem sie den Türkis als junges Mädchen im Britischen Museum in London in einem kleinen Raum fern seiner Heimat und später in den Trading Posts, den Geschäften im Südwesten der USA, sah, verspürte sie die unbändige Sehnsucht, einen Türkis – und sei es auch nur ein kleines Stück – zu kaufen und mit ihm so schnell wie möglich davonzulaufen, um ihn zum Sandstein zu bringen. Gleichwohl als ob man ein kleines Stück Prisma vom Himmel zu all der roten Hitze tragen würde.

# Fundorte

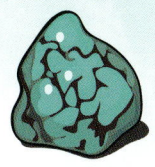

„Türkis ist kapriziös, er hat Allüren, keiner verlässt den Südwesten ohne ihn, auch wenn es so scheint, dass das Leben aus ihm entweicht, wenn er von dem nackten, blutroten Sandstein seines Heimatlandes weggenommen wird."

Ellen Meloy

Der Türkis liebt die Einsamkeit, seine Heimat sind karge, abgelegene und mitunter auch heiße Orte. Die Landschaften sind wenig abwechslungsreich, der Pflanzenbewuchs gering und die Erde ist krustig und nicht sehr fruchtbar; keine lieblichen Wiesen und Wälder bestimmen die Umgebung, sondern es herrschen eher schwierige Lebensbedingungen für Mensch, Tier und Pflanze.

*Der Türkis liebt die Einsamkeit, seine Heimat sind karge, abgelegene und mitunter auch heiße Orte.*

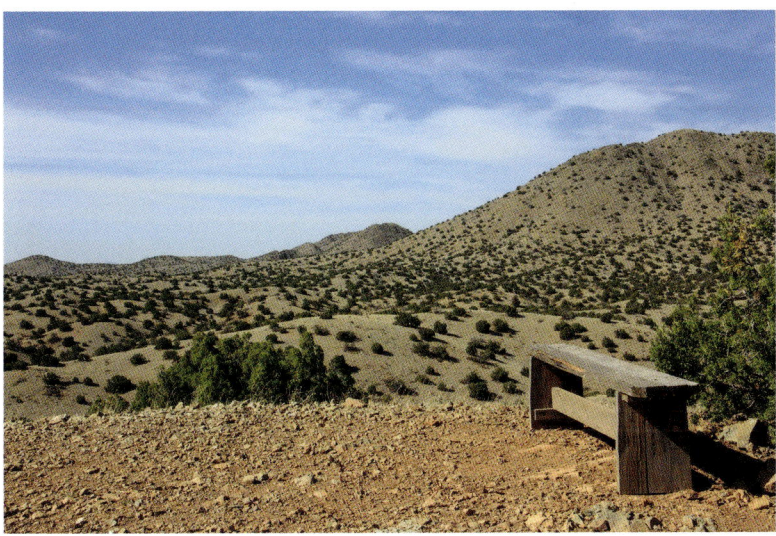

Cerrillos Hills, hier befinden sich die ältesten Türkisminen im Südwesten der USA

In dieser unwirtlichen Umgebung findet sich nun ein Stein von unglaublich frischer Farbe: Er trägt das leuchtende Blau des Himmels und der Seen oder das zarte Grün der Natur. Wer in der Lage ist, an solch schwierigen Plätzen eine Farbe zu entwickeln, die dem Trockenen und Heißen entgegengesetzt ist, der könnte auch in der Lage sein, trockenen und heißen Krankheiten entgegenzuwirken. In der Traditionellen Tibetischen Medizin wird dem Türkis tatsächlich eine kühlende Natur bescheinigt.

Damit Türkis entstehen kann, braucht es Wasser. Der Türkis selbst enthält viel Wasser – eine kostbare Eigenschaft in wüstenartigen Landschaften. Türkis wird sowohl bei den Indianern als auch bei den Tibetern häufig mit Perlen bzw. Muschelschalen und Korallen kombiniert – sie haben ihren Ursprung im Wasser.

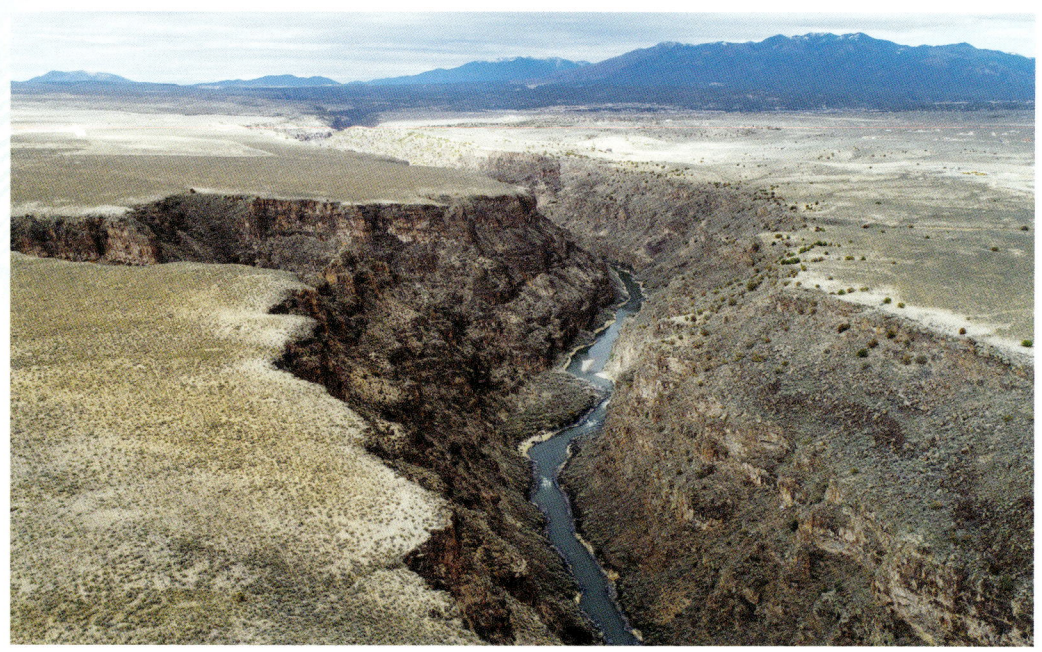

Der Rio Grande Gorge in New Mexiko

Der Türkis verbirgt sich nicht tief in der Erde, er ist relativ leicht für den Menschen zu finden und abzubauen. Die tiefsten Fundstellen liegen nicht tiefer als 30 m, oft liegt der Stein ganz offen auf der Erde oder kann mit einfachem Werkzeug nahe der Oberfläche geborgen werden – ein Stein, der die Nähe des Menschen nicht scheut, vielleicht sogar sucht und damit sein menschenfreundliches Wesen offenbart.

Leslie Marmon Silko, eine indianisch-amerikanische Schriftstellerin, schreibt in ihrem Buch *The Turquoise Ledge*, dass sie immer wieder auf ihren Wegen durch die Sonora-Wüste auf mystische Art Türkis gefunden hat. An Stellen, von denen sie ganz sicher war, dass tags zuvor nichts gelegen war, befand sich plötzlich Türkisgestein – und das sei ihr mehr als ein Mal passiert.

Völlig verschieden ist dies bei anderen Edelsteinen, wie z. B. beim Diamanten, für dessen Gewinnung der Erde tiefe Wunden zugefügt werden müssen, um an die letzten Diamantvorräte zu gelangen.

> Ein Stein, der die Nähe des Menschen nicht scheut, vielleicht sogar sucht und damit sein menschenfreundliches Wesen offenbart.

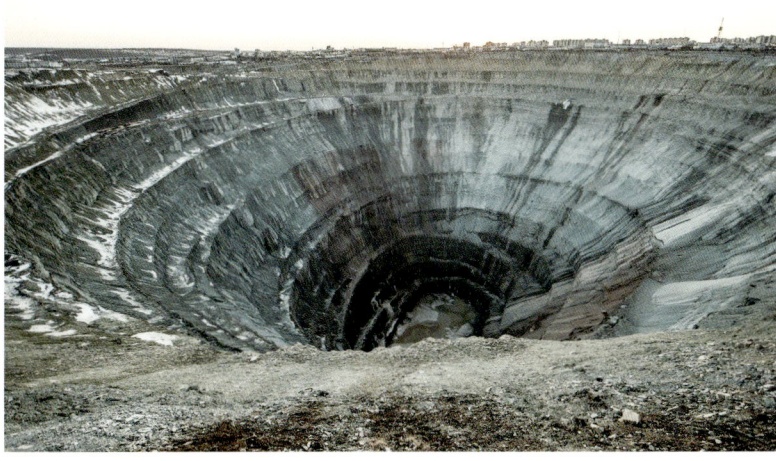

Mine Mirny in Russland: Sie ist 525 m tief und hat einen Durchmesser von 1200 m und die Fahrzeuge brauchen an die zwei Stunden, um von unten nach oben zu gelangen.

# ⊙ *Farbe des Himmels*

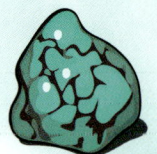

„Je tiefer das Blau wird, desto mehr ruft es den Menschen in das Unendliche, weckt in ihm die Sehnsucht nach Reinem und schließlich Übersinnlichem. Es ist die Farbe des Himmels, so wie wir ihn uns vorstellen bei dem Klange des Wortes Himmel."

Wassily Kandinsky

**Es ist die Farbe, die den Himmel und das Irdische verbindet.**

**Hellblau**, **Türkis**, **Grünblau** – dies sind die bekanntesten Farben des Türkises in ihren Schattierungen. Am schönsten ist er, wenn er dieses schimmernde weiche Blau trägt, das unser Herz so berührt, verbinden wir doch damit so viel Positives: einen wolkenlosen Himmel an einem Sommertag, klare einsame Bergseen im Sonnenschein oder auch Südseestrände, vom türkisblauen Meer umspült. Es ist die Farbe des Himmels, es ist die Farbe des Wassers, wenn sich der Himmel darin spiegelt. Und damit ist es die Farbe, die beides verbindet – den Himmel und das Irdische.

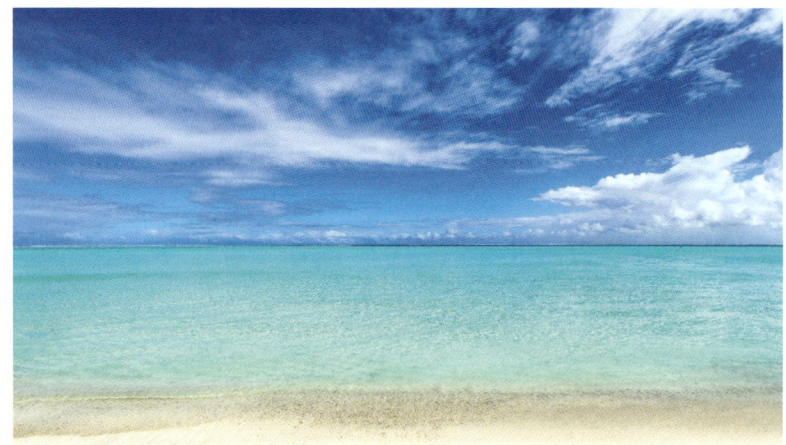

Türkis ist kein reines Blau, das oft als kühl oder kalt empfunden wird. Im Türkis mischt sich zum Blau ein grüner Anteil, der je nach Schattierung unterschiedlich stark vertreten ist. Blau signalisiert eine kühlende, reizlindernde Wirkung und verweist auf eine Beziehung zum Geist, das Grün im Türkis zeigt einen hohen Kupfergehalt an und damit eine nierenstärkende, schilddrüsenregulierende Wirkung.

So wie die Farbe Türkis bei den Blüten einer Pflanze auf deren positiven Effekt auf die Leber hindeuten kann, so gilt diese farbliche Signatur auch für den Türkis: In der Tibetischen Medizin wird er vielfach in Lebermitteln verarbeitet, wie beispielsweise in den *Juwelenpillen* (siehe Seite 117).

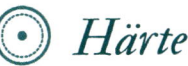 *Härte*

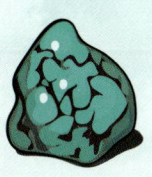

„Einen Stein kann man zertrümmern, aber man kann ihm nicht seine Härte nehmen."

Lü Bu We

Die Härte von Edelsteinen wird auf einer Skala von 1–10 nach Mohs ausgewiesen. 1 entspricht einem sehr weichen Stein, der mit einem Fingernagel schabbar ist, wie z. B. Talk, 10 entspricht dem härtesten Edelstein, dem Diamanten.

**Härtetabelle nach Mohs, Beispiele**

| | | |
|---|---|---|
| 1 | Talk | |
| 2 | Gips, Bernstein | |
| 3 | Calcit | Perlen, Korallen |
| 4 | Fluor | |
| 5 | Apatit | Türkis, Opal, Lapislazuli |
| 6 | Feldspat | |
| 7 | Quarz | Smaragd, Granat |
| 8 | Topas | |
| 9 | Rubin, Saphir | |
| 10 | Diamant | |

Türkis besitzt eine mittlere Mohshärte von 5–6. Harte Steine wie Rubine und Diamanten helfen bei der Selbstdurchsetzung, weiche Steine wie die Perle und der Bernstein vermitteln eher Wärme, Geborgenheit und helfen, das seelische Gleichgewicht wieder zu erlangen. Der Türkis ist ein Stein des Ausgleichs, er ist weder sehr weich noch sehr hart, eine Signatur dafür, dass er hilft, die Balance im Leben zu finden und zu halten.

## ⊙ *Kristallsystem*

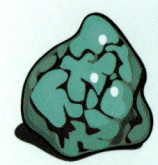

„Die Kristallstrukturen entsprechen der inneren Ordnung des Menschen, seiner Lebensführung, seines Verhaltens und wie er nach außen hin sein Leben organisiert."
Werner Kühni, Walter von Holst

Die Kristallstruktur beschreibt den inneren Aufbau eines Steines, die Anordnung der Atome in geometrischen Mustern. Man unterscheidet dabei sieben Kristallsysteme:

**kubisch, hexagonal, trigonal, tetragonal, rhombisch, monoklin, triklin. Amorph**, eine Nichtstruktur, wird in der Steinheilkunde als achte Kristallstruktur mit einbezogen.

Die acht Kristallstrukturtypen stellen innerhalb der Steinheilkunde ein sehr interessantes Thema dar. Ähnlich wie der Mensch ein Leben lang dieselbe Konstitution hat, so entspricht er auch ein Leben lang demselben Kristallstrukturtyp. Zeitweise werden jedoch in verschiedenen Lebensphasen und durch äußere Umstände auch andere Strukturtypen angenommen.

In schwierigen Lebenssituationen empfiehlt es sich, einen Stein zu tragen, der dem eigenen Strukturtyp entspricht, oft wird man schon unbewusst von einem solchen Stein stärker angezogen. (Eine ausführliche Darstellung der Kristallsysteme findet sich in der Enzyklopädie der Steinheilkunde von Werner Kühni und Walter von Holst und in der Literatur von Michael Gienger.)

Der Türkis ist aufgrund seiner trapezförmigen Grundstruktur dem Triklinen Kristallsystem zugeordnet. Hier sind alle drei Achsen verschieden lang und alle Winkel ungleich 90°. Unter allen Kristallsystemen weist das trikline die geringste Symmetrie auf. Solche Steine fördern den Drang nach Unabhängigkeit und Eigenbestimmung. Heilsteine des triklinen Kristallsystems, zu dem außer dem Türkis beispielsweise der Labradorit, der Larimar und der Sonnenstein zählen, verhelfen zu neuem Lebensmut in schwierigen Lebenssituationen, wenn man den Glauben an sich selbst verloren hat und meint, dem Schicksal hilflos ausgeliefert zu sein.

In schwierigen Lebenssituationen empfiehlt es sich, einen Stein zu tragen, der dem eigenen Strukturtyp entspricht.

# Einteilung der Steine nach Kristallsystemen

**Kubisches Kristallsystem:** quadratische Grundstruktur

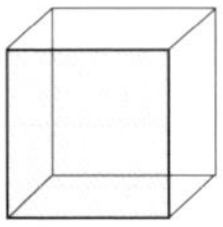

Steine aus diesem System stehen für Ordnung und Struktur

Beispiele: Diamant, Gold

**Hexagonales Kristallsystem:** sechseckige Grundstruktur

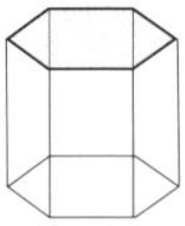

die Steine stehen für Spontanität und Kreativität

Beispiele: Aquamarin, Morganit

**Trigonales Kristallsystem:** dreieckige Grundstruktur

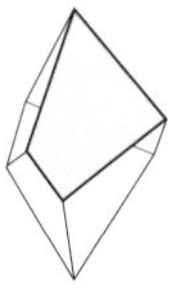

die Steine fördern Gelassenheit und Ruhe

Beispiele: Rosenquarz, Bergkristall

**Tetragonales Kristallsystem:** rechteckiges Grundstruktur

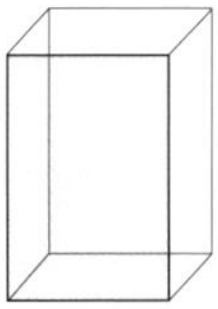

die Steine unterstützen Wagemut und Neugier

Beispiele: Zirkon, Rutil

**Rhombisches Kristallsystem:** rautenförmige Grundstruktur

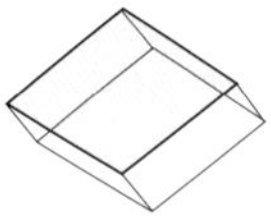

die Steine stehen für Mitgefühl und Empathie

Beispiele: Peridot, Tansanit

**Monoklines Kristallsystem:** Grundstruktur eines Parallelo-
gramms, die Steine fördern Flexibilität

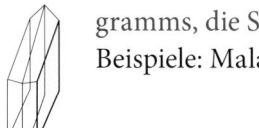

Beispiele: Malachit, Kunzit

**Triklines Kristallsystem:** trapezförmige Grundstruktur

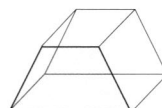

die Steine fördern den Drang nach Unabhängigkeit und Eigenbestimmung
Beispiele: Türkis, Sonnenstein

**Amorphe Steine:** Die Steine besitzen keine Kristallstruktur
sie stehen für Kreativität und Spontaneität
Beispiele: Bernstein, Obsidian

Der Türkis besitzt ein **triklines Kristallsystem**, wie etwa 9,5 % der bekannten Mineralien. Bei triklinen Kristallen sind alle drei Achsen verschieden lang und alle Winkel ungleich 90°. Von allen Kristallsystemen weist das trikline die geringste Symmetrie auf.

Der **trikline Strukturtyp** behält den Überblick, ist gut organisiert, braucht jedoch ein angemessenes, harmonisches Umfeld. Er hat ein ausgesprochen gutes Empfinden für Stimmungen und Atmosphäre. Schwierig für ihn ist es, sich gegenüber den vielen Einflüssen und Wahrnehmungen abzugrenzen, er läuft Gefahr, die Kontrolle darüber zu verlieren. Seine feinfühlige Wahrnehmung lässt hellseherische Fähigkeiten vermuten.

Kann sich der **trikline Typ** positiv entwickeln, so wird er ein wacher Geist sein, der zu großem Mitgefühl fähig ist und ein tiefes Vertrauen in das Leben und das Dasein hegt. In schwierigen Zeiten neigt er zu Fatalismus und Opferhaltung und glaubt, dass er kein Anrecht auf Glück hat.

Der trikline
Strukturtyp
behält den
Überblick,
ist gut organisiert,
braucht jedoch
ein angemessenes,
harmonisches
Umfeld.

# ⊙ Dichte

Steine mit hoher
Dichte erden,
zentrieren
den Träger,
Steine mit
niedriger Dichte
vermitteln
Leichtigkeit und
Ungebundenheit.

Unter Dichte versteht man das spezifische Gewicht. Steine mit hoher Dichte erden, zentrieren den Träger, Steine mit niedriger Dichte vermitteln Leichtigkeit und Ungebundenheit. Gold hat beispielsweise eine hohe Dichte von 19,3 g/cm³, Pyrit von 5,2 g/cm³ und der Türkis eine eher geringe Dichte von 2,6–2,8 g/cm³; er ist damit ein leichter Stein, er hat eine positive Wirkung auf die Stimmung und die Lebenseinstellung.

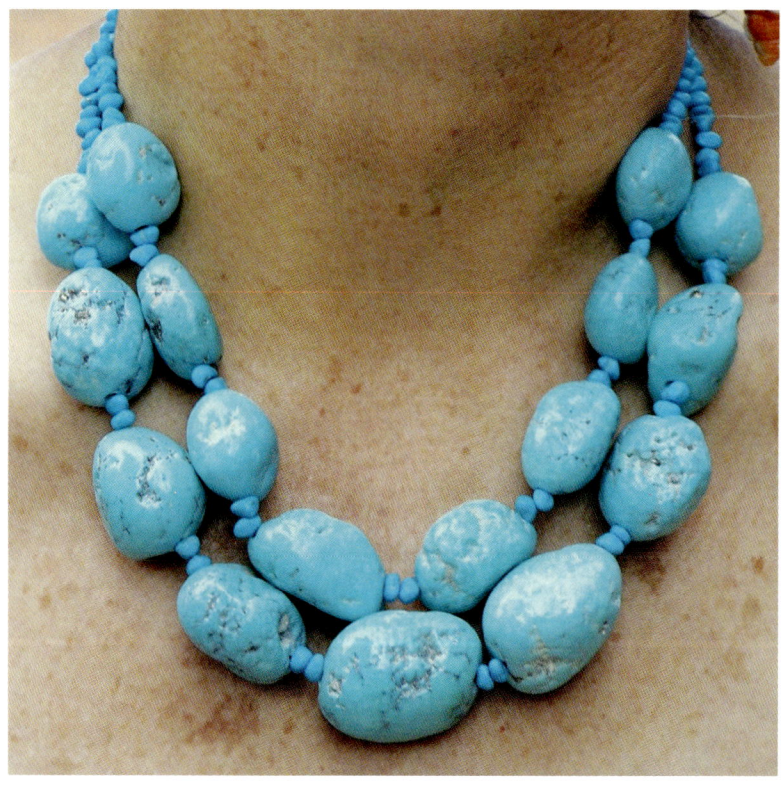

Türkiskette von Astrid Zunnun mit Steinen
aus der White-Water-Mine im Norden Mexikos.

# ⊙ *Spaltbarkeit*

Mineralien können nach ihrer Spaltbarkeit unterschieden werden. Schlägt man mit einem Gegenstand, etwa einem Hammer, auf ein Mineral, spaltet es sich jeweils mehr oder weniger in eine bestimmte Richtung in regelmäßige Stücke oder lässt sich nur schlecht oder gar nicht spalten, es kommt dann zu einem Bruch ohne jegliche Gesetzmäßigkeit – wie dies beim Türkis der Fall ist. Der Stein unterstreicht damit seinen individuellen, eigenständigen Charakter, jeder Türkis hat eine ihm eigene Gestalt. Menschen, die wenig Selbstwertgefühl und Selbstvertrauen besitzen, denen es schwerfällt, zu *ihrer eigenen Gestalt* zu stehen, kann er dabei unterstützen, sie anzunehmen und zu vertreten.

> Der Stein unterstreicht seinen individuellen, eigenständigen Charakter, jeder Türkis hat eine ihm eigene Gestalt.

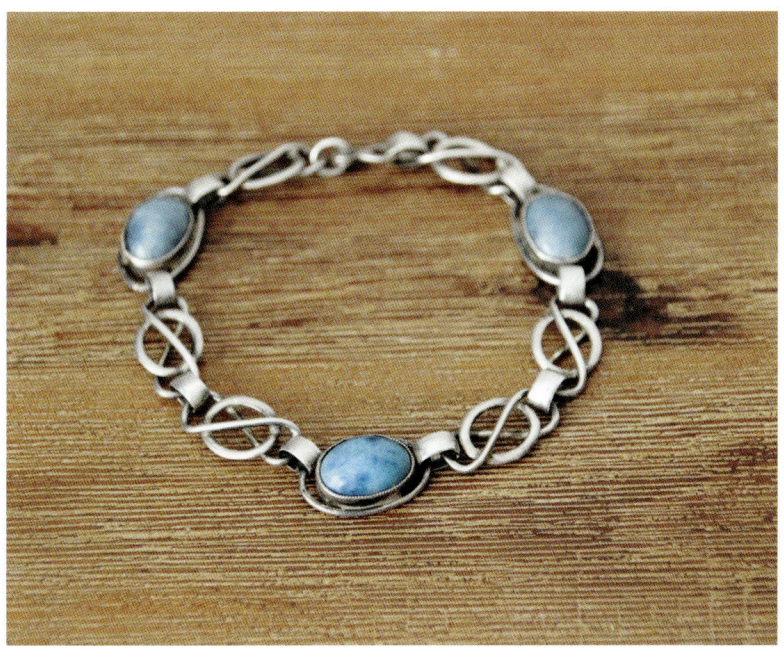

Ein zartes Armband aus den 1940er Jahren mit blassblauen geschliffenen Türkisen unbekannter Herkunft.

# ⊙ Bestandteile

**Wasser**, **Kupfer**, **Aluminium** und **Phosphor** ergeben den Türkis. Bekanntlich ist das Ganze mehr als die Summe seiner Einzelteile, und doch sind eben diese Einzelteile so wichtig für das Ganze.

## Wasser

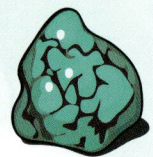

„Wasser verändert sich,
wenn es menschliches Bewusstsein aufnimmt."
Dr. Kazuya Ishibashi

**Der hohe Wasseranteil könnte mitverantwortlich dafür sein, dass der Stein so empfindsam auf den seelischen Zustand seines Trägers reagiert.**

Wasser ist der Lebensträger schlechthin – ohne Wasser kein Leben. Und Wasser ist ein sehr sensibles Medium, es ist beeindruckbar, nimmt Stimmungen auf und speichert sie. Der hohe Wasseranteil im Türkis könnte mitverantwortlich dafür sein, dass der Stein so empfindsam auf den seelischen Zustand seines Trägers reagiert.

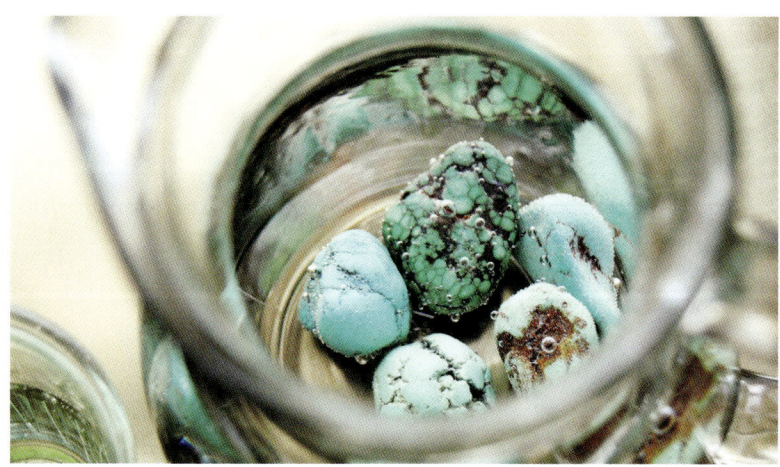

Türkise in Karaffe

# Kupfer

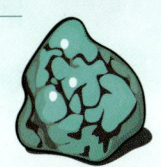

„[...] so dass etliche sagen, es sei kein Metall gesünder denn das Kupfer.“

Johann Schröder, Deutscher Mediziner (1600–1664)

Kupfer begleitet die Menschen schon seit Urzeiten, sein Gebrauch ist bereits für 8000 v. Chr. belegt und die wundheilende Wirkung war schon im alten Ägypten bekannt: Hier wurde bereits vor 4000 Jahren Kupfer mit Kuhfett und Honig zu einer wundheilenden Salbe verarbeitet. Paracelsus wandte Kupfer bei Geisteskrankheiten, Epilepsie und Hysterie an.

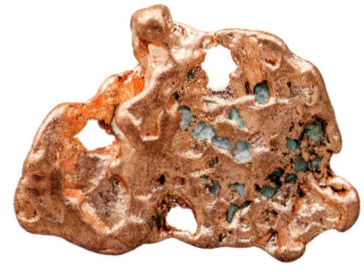

Das für uns lebensnotwendige Spurenelement wird für die Bildung roter Blutkörperchen benötigt, für die Mobilisierung von Eisen, für den Aufbau des Bindegewebes, die Knochenbildung und das Wachstum. Und es ist an der Bildung von Melanin beteiligt – das Pigment verleiht unserer Haut und unseren Haaren die Farbe.

Kupfer, in einer alchemistischen Rezeptur zubereitet, stärkt die Nieren, die weiblichen Geschlechtsorgane und wirkt krampflösend; es fördert die Aufnahme von Eisen und unterstützt die Elastizität und Schönheit der Haut, der Haare und des Bindegewebes. Auf mentaler Ebene fördert Kupfer die emotionale Ausgeglichenheit und schenkt Selbstvertrauen.

**Kupfer fördert die emotionale Ausgeglichenheit und schenkt Selbstvertrauen.**

In der Homöopathie zählt *Cuprum* zu den Polychresten, das heißt, es hat ein breites Wirkspektrum auf Körper, Seele und Geist. Cuprum wird bei Krämpfen der Atemorgane, des Magen-Darm-Traktes und der Gefäße verordnet, hat jedoch auch eine hervorragende Wirkung auf die Nieren und die Nerven bei Menschen.

# Aluminium

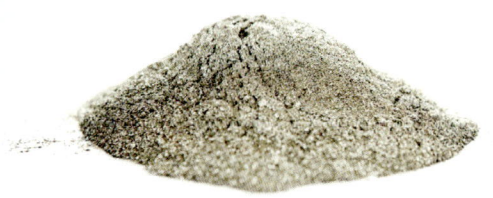

Aluminium als Pulver

Das silbrig-weiße Aluminium ist das dritthäufigste Element auf unserer Erde; erst 1808 wurde es von Sir Humphry Davy erstmals beschrieben und benannt. Es hat einen sogenannten *unedlen* Charakter, das heißt, Aluminium kommt praktisch nur in gebundener Form vor, z. B. in Tonerde, Granit oder in Mineralien.

In unserem Alltag ist Aluminium mittlerweile allgegenwärtig, sei es im Deodorant, in der Alufolie oder in der klassischen Espressomaschine. Wie *Cuprum*, so zählt auch *Alumina* in der Homöopathie zu den Polychresten, d. h. ist bei vielem nützlich und wird vor allem bei chronischen Erkrankungen eingesetzt. Depressive Verstimmungen, Mangel an Lebenswärme, Gedächtnisschwäche, Hautjucken gehören u. a. zu den Symptomen, die mit *Alumina* behandelt werden.

# Phosphor

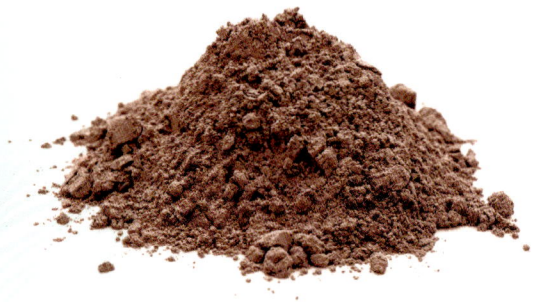

Roter Phosphor als Pulver

Auf der Suche nach dem Stein der Weisen entdeckte der deutsche Alchemist und Apotheker Hennig Brand 1669 Phosphor. Phosphor leuchtet im Dunkeln grünlich und besteht aus weißen und gelben Kristallen, die sich sehr leicht entzünden. Phosphor ist von essentieller Bedeutung für unseren Körper, ein Mangel an Phosphor äußert sich in Müdigkeit und Gewichtsverlust. Phosphatverbindungen sind Bestandteil unserer DNS (Erbinformation). In der Homöopathie zählt Phosphor zu den Polychresten und ist besonders geeignet für Menschen, die von der Veranlagung her liebenswerter, herzlicher und zartfühlender Natur sind, jedoch aufgrund ihrer geringen Ausdauer und Widerstandskraft erschöpft, apathisch und depressiv wurden.

Die Aufnahmefähigkeit und Speicherfähigkeit des Wassers, die befreiende, angstlösende Wirkung des Kupfers, die stimmungsaufhellende und gedächtnisfördernde des Aluminiums, die lebensbejahende des Phosphors, all diese Eigenschaften sind in einem Türkis enthalten.

*Phosphor ist geeignet für Menschen, die von der Veranlagung her liebenswerter, herzlicher und zartfühlender Natur sind.*

# Zusammenfassung

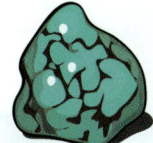

**Was haben wir bei genauer Betrachtung über den Türkis erfahren:**

› Er wirkt kühlend und hat ein menschenfreundliches Wesen (Fundorte)
› Er wirkt heilsam auf Leber und Niere (Farbe)
› Er gibt Lebensmut in schwierigen Lebenssituationen und hilft, sein Schicksal in die eigene Hand zu nehmen (Kristallsystem)
› Er vermittelt eine positive Lebenseinstellung (Dichte)
› Er unterstützt dabei, die eigene Gestalt zu finden (Spaltbarkeit)
› Er nimmt die Stimmungen des Trägers auf, wirkt auf die Nieren und die Haut, hilft bei chronischen Erkrankungen und Gedächtnisschwäche, fördert die emotionale Ausgeglichenheit und wirkt gegen die Melancholie, er hilft sensiblen Menschen, die geistig erschöpft sind (Bestandteile)

„Demnach entspricht jedem Mineral, jedem Stein, jedem Kraut und jedem Tier auf Erden ein Stern am Himmel und umgekehrt; denn jedes Gestirn ist wohl selbst eine Erde, und die ganze Erde umgekehrt ist nichts als ein Steinauswurf des Himmels, welcher in der Mitte des Firmaments zur Ruhe gekommen ist".

Paracelsus

# DIE STERNE UND DER TÜRKIS

Gemäß dem hermetischen Grundsatz *Das Untere ist gleich dem Oberen und das Obere ist gleich dem Unteren* finden sich die gleichen Prinzipien sowohl in den Sternen wie auch in den Steinen, den Pflanzen und im Menschen.

##  *Türkis – der Stein des Göttervaters Jupiter*

„Wenn auch Gott allein das Verborgene kennt, die Weisen sagen, Jupiter sei aus der Klarheit der Luft, deren Licht und reinem Wind geschaffen und geformt worden."

Ali ben Ragel, persischer Astrologe, 11. Jahrhundert

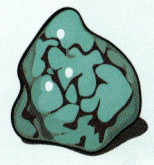

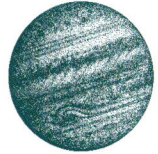

**Jupiter steht für Weisheit und Würde, Optimismus und Gerechtigkeit. Er verkörpert die Tugenden.**

In der Astromedizin ist die Leber dem Jupiter zugehörig. Steine, die zum Jupiter gehören, sind von edler Farbe, meist blau, türkis oder goldfarben. Dazu gehören z. B. Türkis, Lapislazuli und Goldberyll.

Im Jupiter begegnen wir dem edelsten der Planeten. Er ist der große Wohltäter, der Glücksbringer schlechthin. Als einziger der Planeten hat er die Qualitäten warm und feucht – Eigenschaften, die Voraussetzung für das Leben sind: Unser Blut ist warm und feucht.

*Jupiter ist der große Wohltäter, der Glücksbringer schlechthin.*

Das *rechte Maß* – kein Zuviel oder Zuwenig, Gerechtigkeit, Urteils-
vermögen, Geduld, Vertrauen in das Leben, Würde, Weisheit, Zu-
versicht, Wohlstand, Fülle, Optimismus – für all das steht Jupiter.

Die Jupiter zugeordneten Pflanzen sind wohlproportioniert, wach-
sen an harmonischen Plätzen, duften aromatisch und sind von gold-
gelber, blauer oder eben türkiser Farbe.

Die Kundigen haben den Türkis Jupiter zugeordnet – ähnlich wie
der Göttervater Jupiter ist der edle Stein der Beschützer des Menschen, er vermittelt Würde und Vertrauen in das Leben. Ein Stein
entsteht nicht über Nacht, Millionen von Jahre dauert es, bis ein
Türkis vollendet ist und so konnte sich das Prinzip Jupiters über
einen sehr langen Zeitraum an der Bildung des Steines beteiligen,
das bedeutet, der Türkis ist sehr stark geprägt von jovialen Kräften, die er dem Menschen zur Verfügung stellen kann. Wenn man
bedenkt, dass Jupiter auch die höchste Naturkraft repräsentiert, so
sind die Kräfte dieses Jupitersteines von sehr weitreichender und
tiefgreifender Natur.

Ein Stein ist in der Regel hauptsächlich von einem Planeten geprägt,
es finden sich jedoch häufig auch Signaturen weiterer Planeten. Der
Türkis trägt eindeutig die Zeichen Jupiters, jedoch sind auch Venus
und Mond mit vertreten. Er hat einen **hohen Wasseranteil**, ein Zeichen seines mondhaften Wesens, **Kupfer**, eines seiner wichtigsten
Bestandteile ist das Metall der Venus. Türkis ist also auch ein Stein
für das Gehirn (Mond) und die Nieren (Venus).

*„Den Türkis belangend, welcher mit seiner Eigenschaft dem Jupiter
und der Venus wie auch dem Mond unterworfen ist [...]“*,
schreibt beispielsweise der Hermetiker S. R. Acxtelmeier anno 1700.

Nicht jeder Türkis ist türkisblau. Ist er von anderer Farbe, so schreiben andere Planetenkräfte stark mit: Ein grüner Türkis ist beispielsweise intensiv von Merkur geprägt, ein dunkelblauer von Saturn.

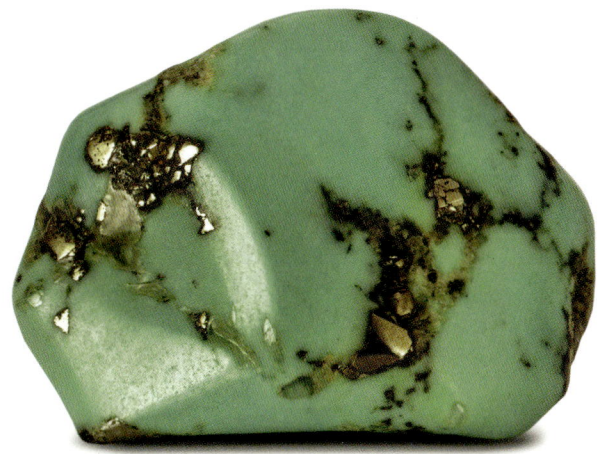

Grüner Türkis

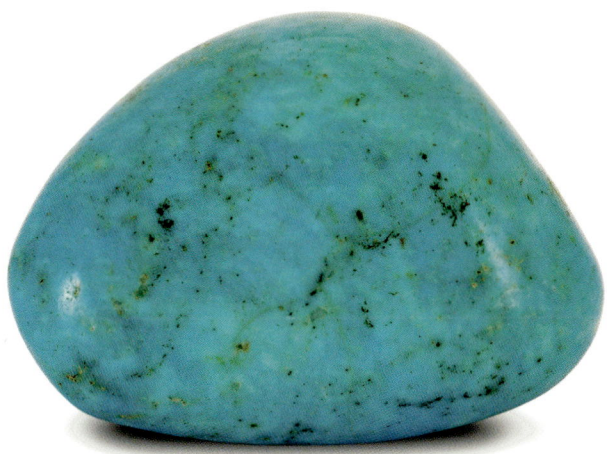

Blauer Türkis

# ⊙ Der Saturn im Türkis

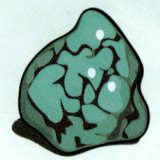

„Er ähnelt dem König der Könige, denn alle Planeten teilen
ihm ihre Gedanken, ihre Naturen und Kräfte mit."

Ali ben Ragel, persischer Astrologe, 11. Jahrhundert über den Saturn

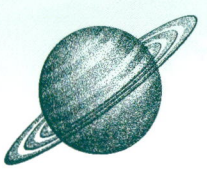

Dass ein dunkelblauer Türkis vom Saturn stark mit gekennzeichnet ist, können wir schon an seiner Farbe erkennen, denn dunkelblaue und schwarze Steine tragen die Signatur Saturns.

Dieses Saturnale der dunkelblauen Farbe drückt auch der Maler Wassily Kandinsky aus:
*„Blau ist die typisch himmlische Farbe. Sehr tiefgehend entwickelt das Blau das Element der Ruhe. Zum Schwarzen sinkend, bekommt es den Beiklang einer nicht menschlichen Trauer. Es wird eine unendliche Vertiefung in die ernsten Zustände, wo es kein Ende gibt und keines geben kann."* (Kandinksy: Über das Geistige in der Kunst)

**Das Türkisblau beinhaltet etwas Dunkles und Geheimnisvolles.** Wenn wir in den blauen Tageshimmel schauen, so ist es uns oft nicht bewusst, dass wir eigentlich in die saturnale Schwärze des Weltalls blicken. Nur im Sonnenlicht betrachtet, erscheint uns die Schwärze als Blau, erst nachts, wenn die Sonne verschwunden ist, wird uns die ganze Dunkelheit des Weltalls bewusst. Das Himmelblau, das Türkisblau beinhaltet also etwas Dunkles und Geheimnisvolles, das hinter ihm verborgen liegt – ein himmelblauer Türkis trägt diese *saturnalen* Tiefen sich.

In der Astrologie steht Saturn für Struktur, Festigkeit und Begrenzung. Er wirkt oft als strenger und harter Planet, der schmerzhaft in unser Leben eingreift – und doch verbirgt sich dahinter die Aufforderung, unsere eigene Bestimmung zu leben. „*Er ähnelt dem König der Könige [...] – Hinter diesem Leiden bringenden, hässlichen Planeten steckt also ein König, der sozusagen die Schlüssel zum Paradies in der Hand hält.*" (Brand, Lehrbuch 2006).

In der klassischen Heilkunde werden saturnale Heilmittel unter anderem dazu verwendet, die Milz- und Knochenkrankheiten zu kurieren, das Gedächtnis zu verbessern sowie alle chronischen Krankheiten und Erkrankungen, die durch Sorgen und Ängste entstanden sind, zu behandeln.

Den saturnalen Aspekt des Türkises berücksichtigen einige der alten Heilkundigen, wie Pierre-Jean Fabre, französischer Arzt und Alchemist. Er gibt allerdings zu bedenken, dass der Stein alchemistisch aufbereitet werden muss, da sonst seine verborgenen Kräfte wegen der festen Substanz nicht freigesetzt werden können.

Den saturnalen Aspekt des Türkises berücksichtigen einige der alten Heilkundigen.

„*Die Turchesier aber haben viele adstringierende Kräfte, weswegen sie denen, die an Bauchfluss und an der Rother Ruhr krank liegen, sehr dienlich seyn, sie stillen auch das von allen Theilen herausfliessende Blut und folgen den Tugenden und dem Wesen des Saturni, sie müssen aber vorher aufgelöst und in ihre erste Materie gebracht werden, weilen wir sonsten die in dem verborgenen centro derselben liegenden Kräfte wegen ihrer festen Coagulation nicht überkommen können.*" (Fabrus, Alle in zwei Theile, 1713)

Und wer würde vermuten, dass sich in dem saturnalen, fast schwarzen Holz des edlen Ebenholzes die Farbe Türkis verbirgt? Von einem Künstler erwarb ich eine Tonschale mit einer an sich farblosen Glasur, in welche die Asche von Ebenholz gemischt ist. Die Asche des schwarzbraunen harten, saturnalen Ebenholzes ergibt eine türkisblaue Glasur.

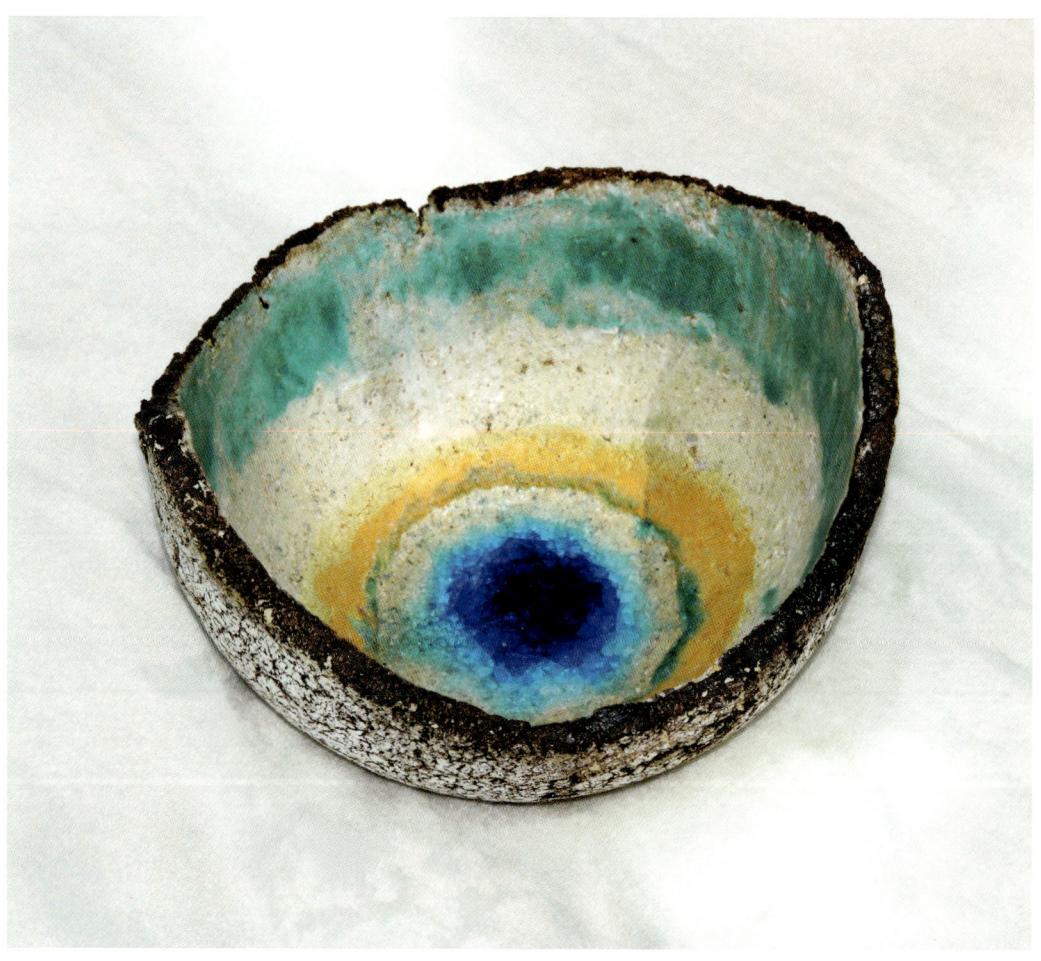

Schale mit türkisfarbener Glasur aus Ebenholzasche.

# *Türkis, ein Stein Neptuns*

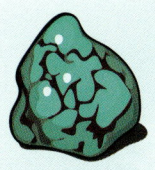

Neptun ... ist das Wirkliche, das Fließende.
Wolfgang Döbereiner

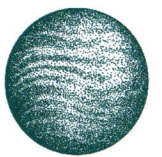

In der modernen Astrologie hat Neptun im Sternzeichen Fische das Domizil Jupiters eingenommen, des Planeten, dem der Türkis in der klassischen Astrologie zugeordnet ist. Es ist also naheliegend, dass der Türkis, nach der klassischen Einteilung ein Stein Jupiters, auch ein neptunischer ist (in der Mythologie ist Neptun ein Bruder Jupiters). Das ist ein wichtiger Gesichtspunkt, denn Neptun ist der Planet, der für das Unbewusste, die Auflösung des Vordergründigen und des Begrenzten und für das Reinigende im weitesten Sinne steht. Das Wasser selbst – ein wichtiger Bestandteil des Türkises – ist nach Wolfgang Döbereiner die Erscheinung Neptuns auf Erden.

Er schreibt über den Neptun:
*„Er ist der Planet, der dem Menschen hilft, in sanfter Weise und ohne Bruch aus den Anpassungszwängen herauszukommen, sanft, langsam, wie schwerelos.*

*Sein Symbol ist die Reinigung, die Heilung der Seele, das Lösen aus Dualität und Schuld – als Identität mit dem Wirklichen, die Gewissheit."* (Döbereiner, Astrologisch-homöopathische Erfahrungsbilder, 2002)

Der Türkis als Stein Neptuns kann uns also auf sanfte Weise helfen, unsere *Gestalt* zu finden, – das, was wir sind, jenseits der Vorstellungen, die andere oder wir selbst von uns haben, und unseren Weg zu gehen, jenseits von Forderungen, scheinbaren Verpflichtungen und Zwängen.

Der Türkis als Stein Neptuns kann uns also auf sanfte Weise helfen, unsere Gestalt zu finden.

# DER TÜRKIS ALS HEILSTEIN

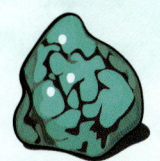

> So ließ Gott weder die Schönheit noch die Kraft
> der Edelsteine zugrunde gehen, sondern er wollte,
> dass sie auf der Erde seien zu Ehre und Segnung
> und für die Heilkunst."
>
> Hildegard von Bingen, Physica

**Der Türkis ist dem Menschen wohlgesonnen. Sensibel nimmt er die Stimmungslage, den Seelenzustand seines Trägers auf und wenn es notwendig ist, gibt er sich selber hin, um dem Menschen zu helfen. Gelingt ihm dies nicht, so stirbt er.**

Wer vermag schon zu sagen, wo die Grenze zu ziehen ist zum Aberglauben, aber auch hier spiegelt sich das tiefe Urvertrauen gegenüber diesem Stein wider. Auch wenn der Türkis erst mit den mittelalterlichen Kreuzzügen zu uns gelangte, so begleitet er die Menschheit schon seit Urzeiten. Archäologische Funde zeigen, dass er schon vor rund 5000 Jahren in Ägypten in Schmuckstücke eingearbeitet wurde. Wie lange er bereits als Heilstein Verwendung findet, ist unbekannt – aber man kann davon ausgehen, dass er zu den Steinen gehört, die den Menschen am längsten begleiten.

Häufig wurde der Türkis als Amulett getragen, Texte wurden in ihn eingraviert, wie Zitate aus dem Koran, auch Familienwappen oder aber magische Sprüche wie der auf einem Ring eines Römers, der in Siebenbürgen nahe dem Dorf Bethlen gefunden wurde:

*Häufig wurde der Türkis als Amulett getragen.*

*„Ego sum Flagellum Jovis contra perversos christianos"* –
*„Ich bin die Geißel Jupiters gegen die pervertierten Christen."*

Obwohl weite Distanzen von Raum und Zeit zwischen den einzelnen Kulturen liegen, in denen der Türkis gefunden wurde und wird, so wird doch überall Ähnliches über ihn ausgesagt:

› Er schützt vor Verletzungen, vor allem solchen, die durch Stürze verursacht sind.
› Er verbessert die Sehkraft.
› Er schützt vor Schaden und dem Bösen.
› Er zeigt an, wie es dem Träger geht.
› Er stärkt das Selbstvertrauen und wirkt gegen die Melancholie.
› Er bekämpft Vergiftungen.
› Er ist von kühlender, beruhigender Natur.

Das große Werk der Tibeter, die *Vier Tantras*, beschreibt bereits im 8. Jahrhundert zwei Arten von Türkis. Er findet Erwähnung in den alten medizinischen Schriften der Tibeter genauso wie in den verschiedenen Steine-Büchern des mittelalterlichen Europas.

Die vermutlich älteste Erwähnung in deutscher Sprache finden wir in einer Handschrift aus dem 13. Jahrhundert von Volmar. Er beschreibt in seinem Gedicht in 1008 Versen 35 Edelsteine und rühmt deren Kräfte.

*Den rehten turkois, der den hat,*
*so er in dem golde stat,*
*der vellet niemer aber daz bein*
*noch ein ander gelide kein,*
*sweder er ritet oder gat,*
*die wit er den stein bi im hat.*

Der den echten Türkis besitzt,
so der in Golde sitzt,
der fällt niemals auf seine Beine
noch auf andere Glieder keine,
ob er nun reitet oder geht,
derweil er den Stein bei sich trägt.

In den Büchern heißt es weiterhin, dass der Türkis vor schweren Verletzungen bei Stürzen bewahre, auf Reisen schütze, vor Unrecht bewahre, seinen Träger beliebt bei anderen Menschen mache. Und er soll bei Vergiftungen durch Schlangen- und Skorpionbisse helfen, das Sehvermögen erhalten, das schreibt bereits Albertus Magnus (1193–1280) in seinem Werk *De Mineralibus*.

Der aus Tunesien stammende und in Ägypten lebende Abu al-'Abbās Ahmad b. Yūsuf al-Qaysī al-Tīfāshī bestätigt dies im *Buch der königlichen Steine* (13. Jahrhundert) und spricht dem Türkis kalte und trockene Eigenschaften zu.

In den Werken der westlichen Alchemisten wird nicht nur auf das Anwendungsspektrum des Türkises eingegangen, sondern teilweise auch detailliert beschrieben, wie die Heilkräfte aus den Edelsteinen gewonnen werden können.

In den Werken der westlichen Alchemisten wird beschrieben, wie die Heilkräfte aus den Edelsteinen gewonnen werden können.

1879 erschien in Indien das *Mani-Mala*, ein Werk des indischen Künstlers *Sourindro Mohun Tagore*, in dem das gesammelte Wissen verschiedener Autoren über die Heilsteine und ihre Wirkungen beschrieben ist. Darin heißt es:

*Der Türkis hat die Tugenden des Bish-Steines. Er heilt alle Krankheiten des Kopfes und des Herzens. Wenn man ihn […] auf die Augen legt, verbessert er ihren Glanz, verhindert, dass Tränenflüssigkeit austritt, bringt er die Farbe der Pupillen zurück, wenn sie weiß werden, und er bringt die Sehkraft denen zurück, die beinahe nachtblind sind. Er ist ein hervorragendes Mittel bei Brüchen, Schwellungen, Blähungen, Dyspepsie, bei Geisteskrankheiten, sowie Magen- und Bauchgeschwüren. In Kombination mit anderen Zutaten lindert und heilt er Schmerzen und Schwellungen, die dem Körper durch Verletzungen zugefügt wurden. Ob man ihn nun mit Kräutern oder nur mit Honig einnimmt, so hat er doch die Fähigkeit, Epilepsie, die Milz,*

*Strikturen etc. zu heilen. [...] Wenn man den Türkis am Finger als Ring trägt, macht er ein fröhliches Gemüt, vertreibt Ängste, bringt den Sieg über Feinde, schützt vor dem Ertrinken und vor Blitzschlägen, vor Schlangen- und vor Skorpionbissen. Wer an Pratipada (dem ersten Tag nach Neumond) den Stein betrachtet, ist von vorzüglicher Gesundheit.* (Tagore, Mani-Mala 1879)

**Überlegen Sie für sich, welchen Weg Sie gehen möchten und probieren Sie aus, was Ihnen am besten liegt.**

Wie soll man nun den Stein verwenden? Die Beschreibungen reichen vom Anschauen bis hin zu Zubereitungen mit äußerst aufwendigen Verfahren, wie eines davon im Kapitel über das Ayurveda beschrieben ist. Überlegen Sie für sich, welchen Weg Sie gehen möchten, und probieren Sie aus, was Ihnen am besten liegt. Sehr sanfte Methoden sind das Auflegen oder die Herstellung eines Türkis-Wassers. So simpel vielleicht das Tragen und Auflegen eines Türkises auf den ersten Blick erscheinen mag, so weiß ich doch aus eigener Erfahrung, wie stark sich der Stein mir binnen Sekunden in Ausnahmesituationen mitteilen kann.

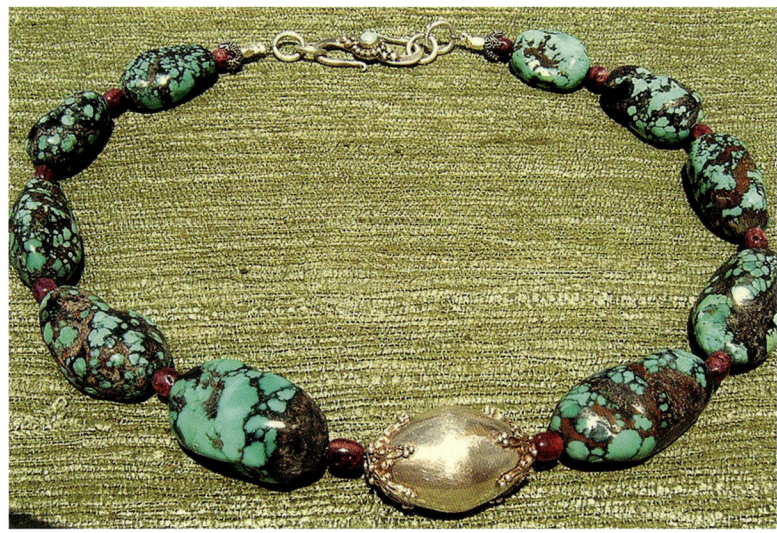

Eine Ketten von Astrid Zunnun mit Türkisen aus der Royston-Mine.

Sehr tiefgreifend wirken alchemistische Zubereitungen. Die alchemistisch gewonnene Quintessenz kann gerade in Zeiten, in denen die Seele aus dem Gleichgewicht ist, in der man sich in schwierigen, ungelösten Verhältnissen befindet, Großes bewirken. Sie ermöglicht es, den Blickwinkel auf die Situation zu ändern, die große Gelassenheit, die man herbeigesehnt hatte, zu erwerben, man wird frei und unverletzbar. Die Türkis-Quintessenz kann aber auch bewirken, dass man in der Lage ist, sich aus einer unerträglich gewordenen Situation zu lösen.

Eine Freundin berichtete mir, dass es nach einigen Tagen der Einnahme plötzlich *aus ihr herausbrach* und sie das gefürchtete und lange schon aufgeschobene Gespräch mit einer schwierigen Person ohne große Vorbereitung führte und ihre Situation sich auf herausragende Weise besserte.

*Sie ermöglicht es, den Blickwinkel auf die Situation zu ändern, die große Gelassenheit, die man herbeigesehnt hatte, zu erwerben, man wird frei und unverletzbar.*

## ⊙ *Meditation/Betrachten*

„... in den kurzen Augenblicken,
in denen es die menschliche Gattung erträgt,
ihr bienenfleißiges Treiben zu unterbrechen,
das Wesen dessen zu erfassen,
was sie war und immer noch ist,
diesseits des Denkens und jenseits der Gesellschaft:
zum Beispiel bei der Betrachtung eines Minerals,
das schöner ist als alle unsere Werke ..."
Claude Levi-Strauss, Traurige Tropen

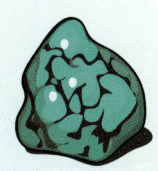

Allein das Betrachten eines Minerals kann heilsam auf uns wirken, uns das Wesen unseres Seins erfassen lassen.

Der Gelehrte Muhammed ibn Mansur schrieb im 14. Jahrhundert über den Türkis:

*„Der Blick wird gestärkt, wenn man einen Türkis betrachtet. Sieht man frühmorgens einen Türkis, so verbringt man einen glücklichen Tag. Man sollte bei Neumond den Türkis ansehen. Der Türkis verhilft seinem Besitzer zum Sieg über seine Feinde, schützt ihn gegen Unrecht und macht ihn beliebt bei allen Menschen."*

Er ist also auch ein Stein des Neuanfangs, so einen Anfang erleben wir auch mit jedem neuen Tag, mit jedem neuen Mond. Frühmorgens ist die Lebenskraft, die alles durchdringt, in allen Dingen reichlich vorhanden.

**Den Zauber des Neuanfangs gilt es einzufangen und zu bewahren: Der Türkis kann dabei helfen.**

Bartholomäus Carrichter, Leibarzt von Ferdinand I. und Maximilian II., schreibt, dass eine bestimmte Art von Schwindel durch das Betrachten des Türkises vertrieben wird:

*„[…] also ist auch dergleichen in den Krebsaugen [Anm. der Autorin: Das sind bis zu 10 mm große Kalkablagerungen, die sich in den Mägen der Krebse als Kalkdepot bilden und nach der Häutung ausgeworfen werden] und im Türkis, wenn einer den Schwindel hat, von einem schwefeligem Dampf, und siehet sie alleine an, so vergehet ihm der Schwindel von Stund an …"* (Carrichter, Das Buch von der „Harmonie, Sympathie und Antipathie der Kräuter, 1686)

Für das Betrachten eines Türkises oder das Meditieren über ihn eignet sich am besten Ihr Lieblingsstein. Eine Heilstein-Meditation ist eine sehr individuelle Sache, Sie sollten ausprobieren, was Ihnen liegt. Sie können sich bequem auf einen Stuhl oder auf ein Meditations-Kissen setzen, den Stein in ihre Nähe legen und auf sich wirken lassen, wenn Sie mögen, können Sie auch beruhigende Musik im Hintergrund laufen lassen. Versuchen Sie ruhig zu atmen. Sie können aber auch den Stein in Ihre Hand nehmen, ihn von allen Seiten betrachten, ihn fühlen und in Kontakt mit ihm treten.

> *Eine Heilstein-Meditation ist eine sehr individuelle Sache, Sie sollten ausprobieren, was Ihnen liegt.*

## Das Tragen und Auflegen

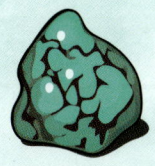

„So wie es die Unkräuter gibt,
die, an die Haut des Menschen gebracht,
dort Blasen [...] entstehen lassen,
so gibt es auch Edelsteine,
die, auf die Haut des Menschen gelegt,
durch ihre Wirkungsweise ihn gesund
und scharfsinnig machen."

Hildegard von Bingen

Es ist sicherlich eine der am längsten praktizierten Heilmethoden, Steine mit sich zu tragen oder sie auf bestimmte Körperstellen aufzulegen.

Dabei können wir den Türkis auf verschiedene Weisen bei uns tragen: Wir können ihn in der Hand halten, als Ring oder Kette tragen, an bestimmten Körperstellen mittels eines Heftpflasters aufkleben oder ganz einfach in die Hosentasche stecken.

Der Türkis
kann eine
sehr tröstliche
Wirkung haben,
wenn man
ihn in
der Hand
hält.

Tragen wir ihn in der Hosentasche, besteht der Vorteil vor allem darin, dass er immer wieder einmal in die Hand genommen wird und wir so Hautkontakt mit ihm bekommen. Gerade der Türkis kann eine sehr tröstliche Wirkung haben, wenn man ihn in der Hand hält.

**Die Tradition ist alt**: Als der Ethnologe Corneille Jest 1961 zusammen mit zwei tibetischen Begleitern zu einer 20-tägigen Pilgerreise in die Dolpo-Region aufbricht, gibt ihnen Kagar Rinpoche, der Leiter des Klosters Tarap, einen Türkis mit auf den Weg – mit den Worten:

*„Ich vertraue euch diesen Türkis des Lebens an, den alle Menschen als Glücksbringer und gutes Omen tragen. Von allen Gegenständen ist er der kostbarste. Als Universalmittel beschützt und heilt er. Am Ende eurer Pilgerreise, von der ihr wohlbehalten zurückkehren möget, dessen bin ich mir sicher, werdet ihr mit allen Segnungen ausgestattet sein, die ihr unterwegs angehäuft habt".* (Jest Corneille, Karma, der Geschichtenerzähler 2000)

Nach ihrer Pilgerreise kehren die Männer zu Kagar Rinpoche zurück; der Begleiter Jests, Karma, trägt den Türkis auf seiner Stirn und gibt ihn mit Geschenken von der Pilgerreise an Rinpoche zurück. Dieser poliert ihn sorgsam in einer Falte seines Mantels, betrachtet ihn mit Andacht und legt ihn in einen Behälter auf den Altar. Der Stein hat die Pilger auf ihrer Reise beschützt und wurde gleichzeitig mit neuen Kräften aufgeladen.

Auf
Reisen
soll ein
Türkis-
amulett
des Weiteren
vor Stürzen
bewahren.

Auf Reisen soll ein Türkisamulett des Weiteren vor Stürzen bewahren. Ich habe deshalb auch bei größeren Wanderungen stets einen Türkis bei mir und gebe meiner Familie und guten Freunden gerne einen kleinen Rohstein auf die Reise mit.

Das Nützliche mit dem Angenehmen lässt sich verbinden, wenn man den Türkis als Schmuck an der Hand oder am Hals trägt. Hierfür sollten Steine gewählt werden, die möglichst naturbelassen sind.

Gerade im Schmuckbereich sind mittlerweile mehr als 90 % der Türkise in irgendeiner Weise behandelt, achten Sie darauf, dass die Türkise nicht als *behandelt* oder *rekonstruiert* deklariert sind (siehe Kapitel: Wie man den echten Türkis erkennt, Seite 18), stabilisierter Türkis ist ein Grenzfall: Zwar wird der Türkis an sich nicht verändert, aber damit er von den Edelsteinschleifern besser bearbeitet werden kann, werden seine Poren mit Kunstharzen gefüllt. Viele Heilsteinexperten sind der Meinung, dass die Wirkung des Steines darunter nicht leidet, ich persönlich habe jedoch den Eindruck, dass der Stein nicht mehr richtig atmen und reagieren kann, da er in ein Korsett gezwungen wurde, ebenso ist er kaum noch in der Lage, seine Farbe zu wechseln; einem so wunderbaren und lebendigen Stein sollte man eine derartige Prozedur eigentlich nicht antun.

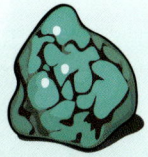

„Die Hand, die einen Türkis trägt, wird niemals arm."

arabisches Sprichwort

Besonders angenehm ist es natürlich, einen Türkis an der Hand zu tragen. Hier hat man ihn immer im Blick, kann sich an ihm erfreuen und ihn berühren. Beim Kauf eines Türkisringes sollte man darauf achten, dass der Stein frei auf dem Finger liegt und nicht durch eine Gold- oder Silberplatte abgeschirmt wird.

Für den Türkis als Schmuck sollten Steine gewählt werden, die möglichst naturbelassen sind.

Beim Kauf sollte man darauf achten, dass der Stein frei auf dem Finger liegt.

Aus der Chiromantie kennen wir die Zuordnung der Planetenprinzipien zu den einzelnen Fingern:

**Daumen**: *Mars*, Handlungsfähigkeit
**Zeigefinger**: *Jupiter*, Selbstwertgefühl
**Mittelfinger**: *Saturn*, Verantwortungsgefühl
**Ringfinger**: *Venus*, Einfühlungsvermögen
**Kleiner Finger**: *Merkur*, Kommunikationsfähigkeit

Tragen Sie Ihren Ring am Zeigefinger, unterstützen Sie subtil die Jupiter-Kraft: Der positive Einfluss macht sich mit einem gesteigerten Selbstwertgefühl, mehr Lebensfreude und Energie bemerkbar und wirkt sich stärkend auf Ihre Leber aus.

*Am Ringfinger wirkt er besonders harmonisierend.* Wollen Sie mehr die venerische Kraft des Türkises unterstützen, so tragen Sie ihn am Ringfinger: Hier ist er besonders harmonisierend, fördert die intuitiven Fähigkeiten und wirkt vor allem wohltuend auf die Nieren.

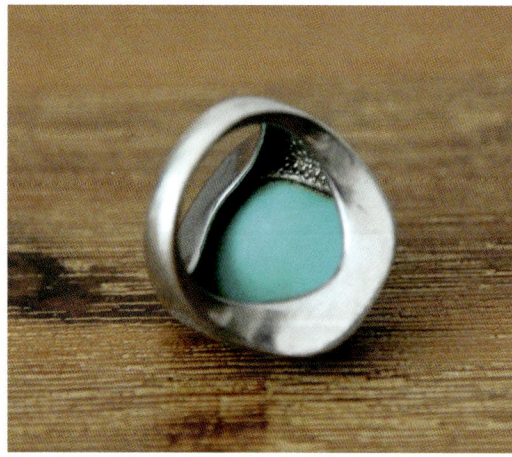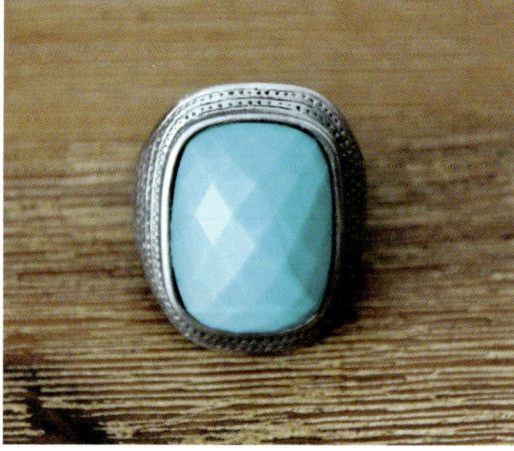

Ein Ring mit einem großen unbehandelten (nur geschliffenen) Türkis aus der Sleeping-Beauty-Mine in Arizona. Die Rückseite liegt offen.

# Die Chakren und der Türkis

Chakren (aus dem Sanskrit *cakra* = Rad, Kreis) sind Energiezentren, die sich in wirbelförmiger Bewegung befinden und den feinstofflichen mit dem physischen Körper des Menschen verbinden. Beide versorgen sie mit psychischer, physischer sowie spiritueller Lebensenergie und übertragen mittels Schwingungen und Impulsen Informationen.

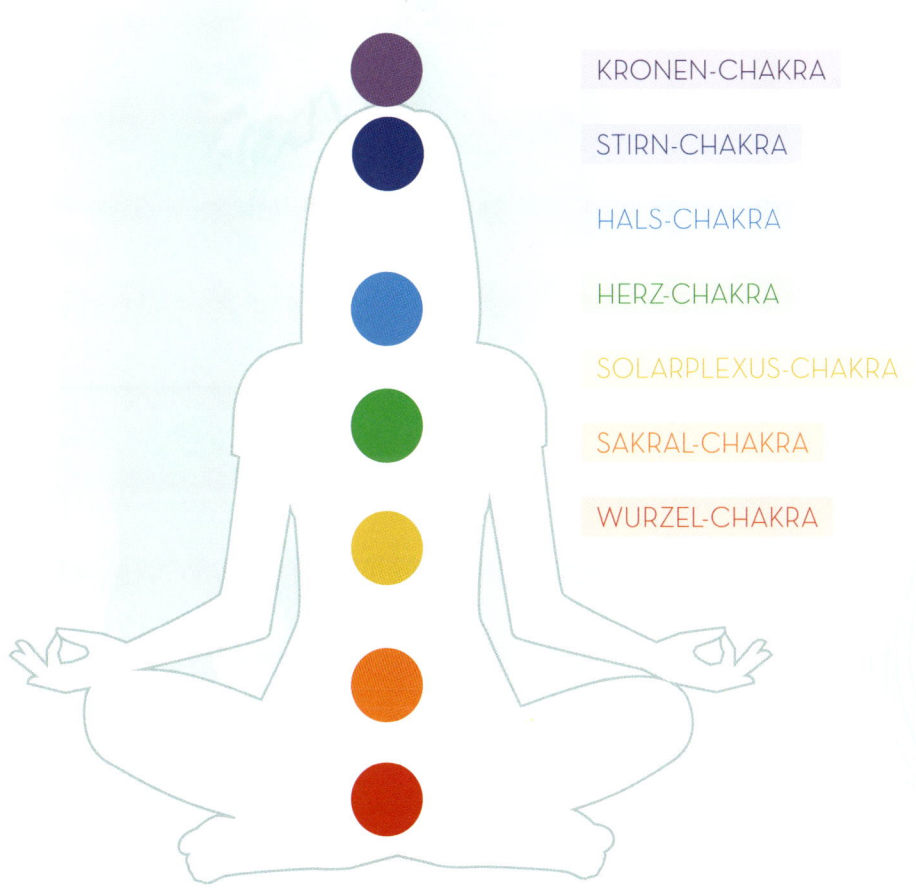

KRONEN-CHAKRA

STIRN-CHAKRA

HALS-CHAKRA

HERZ-CHAKRA

SOLARPLEXUS-CHAKRA

SAKRAL-CHAKRA

WURZEL-CHAKRA

Die Chakren haben eine relativ kugelförmige Ausdehnung, befinden sich entlang der Wirbelsäule und sind durch einen Energiekanal verbunden.

Jedes der Chakren ist von bestimmter Bedeutung für Körper, Seele und Geist. Zur Heilung werden sie unterschiedlich aktiviert.

**Direkt auf die Chakren aufgelegt kann der Türkis seine heilsamen Kräfte besonders gut weitergeben.**

W. Kühni/W. von Holst schreiben in ihrer *Enzyklopädie der Steinheilkunde*:

*„Steine können vergessene Inhalte, Gefühle und Assoziationen aus dem persönlichen und kollektiven Erfahrungsspeicher hervorrufen und sie dem Bewusstsein zugänglich machen. Sie helfen, innere Bilder bewusster zu erleben, zu bewahren und gegebenenfalls wieder loszulassen."*

In der
Tibetischen
Medizin werden
vor allem
psychische
Erkrankungen
behandelt.

Legen wir den Türkis auf eines der Chakren auf, so können wir durch die Schwingung des Steines über dieses Chakra auf bestimmte Energiezentren und Organe einwirken. In der Tibetischen Medizin beispielsweise werden vor allem psychische Erkrankungen und solche, die durch böse Geister und Dämonen verursacht werden, über die Chakrenheilung behandelt.

# DIE EINZELNEN CHAKREN IM ÜBERBLICK

### ERSTES CHAKRA
Wurzelchakra: Muladhara
(Mula = Wurzel, Dhara = Stütze)
Symbol: 4-blättriger Lotus
Farbe: Rot
Steine: Hämatit, Granat
Stichwort: Urvertrauen
Element: Erde

Das Chakra liegt in der Höhe des Ge-
säßes am unteren Ende der Wirbelsäule
zwischen Anus und Genitalien und befindet sich wenige Zentimeter im Inneren
des Körpers; es öffnet sich nach vorne.
Muladhara bildet die Wurzel in uns,
symbolisiert durch die zusammengerollte
Kundalinischlange. Die Kundalini-Ener-
gie steigt von hier aus die Wirbelsäule
entlang nach oben und verbindet die
Chakren miteinander. Unsere Sicherheit
und Stabilität liegen im Muladhara.

Auf der körperlichen Ebene entspricht dieses Chakra dem Skelett,
den äußeren Geschlechtsorganen, den
Ausscheidungsorganen, dem Dickdarm,
den Zähnen, der Nase und der Neben-
nierenrinde.

Ist das Wurzel-Chakra gestört, kann
dies u. a. zu Orientierungslosigkeit, exis-
tentiellen Ängsten sowie zu Knochenbrü-
chen und Gelenkerkrankungen führen.

### ZWEITES CHAKRA
Sakralchakra: Svadhistana ( = Süße)
Symbol: 6-blättriger Lotus
Farbe: Orange
Steine: Perle, Mondstein
Stichwort: Sinnlichkeit
Element: Wasser

Das Chakra liegt unterhalb des Bauch-
nabels in Höhe des fünften Lenden-
wirbels. Svadhistana beinhaltet unsere
Empfindungen und Gefühle sowie die
Sexualität und Fortpflanzung. Auf der
körperlichen Ebene entspricht das
Sakral-Chakra den inneren Geschlechtsorganen, den Nieren und dem Mund-
raum.

Ist das Sakral-Chakra gestört, kann
dies u. a. zu Schlafstörungen, sexueller
Unlust und zu Frauenleiden, Prostata-
problemen oder Impotenz führen.

### DRITTES CHAKRA
Solarplexus-Chakra oder Sonnenge-
flecht: Manipura (= leuchtendes Juwel)
Symbol: 10-blättriger Lotus
Farbe: Gelb
Steine: Türkis, Bernstein, Citrin
Stichwort: Persönlichkeit
Element: Feuer

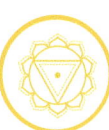

Das Chakra liegt im Oberbauch. Dieses Chakra beinhaltet die innere Sonne, die eigene Persönlichkeit, das Kraftzentrum, das Selbstbewusstsein und die Abgrenzung nach außen. Ein geöffnetes Manipura ist voller Kraft und Energie und lässt uns souverän und selbstbestimmt handeln.

Auf der körperlichen Ebene entspricht es dem vegetativen Nervensystem, dem Gesicht, dem Magen, dem Dünndarm und der Haut.

Ist das Sakral-Chakra gestört, kann dies u. a. zu seelischen Erkrankungen und Alpträumen sowie zu Verdauungsproblemen, Diabetes und Übergewicht führen.

### VIERTES CHAKRA
**Herzchakra: Anahata ( = ohne Makel)**
**Symbol: 12-blättriger Lotus**
**Farbe: Grün**
**Steine: Rosenquarz, Turmalin**
**Stichwort: Liebe**
**Element: Luft**

Das Chakra liegt auf der Höhe der Brustwarzen auf dem Brustbein und öffnet sich nach vorne. Anahata beinhaltet die Selbstakzeptanz, die Eigenliebe, die Liebe zu allen anderen Wesen und verbindet Körper, Seele und Geist.

Auf der körperlichen Ebene entspricht es den Atmungsorganen, dem Herzen und den Nerven.

Ist das Herz-Chakra gestört, kann dies u. a. zu Teilnahmslosigkeit, Kontaktschwierigkeiten sowie zu Herzproblemen oder Lungenerkrankungen führen.

### FÜNFTES CHAKRA
**Halschakra: Vishuddha ( = Reinheit)**
**Symbol: 16-blättriger Lotus**
**Farben: Hellblau, Grünblau, Türkis**
**Steine: Türkis, Aquamarin**
**Stichwort: Inspiration**
**Element: Äther**

Das Chakra liegt auf der Höhe des Kehlkopfes. Es beinhaltet die Intuition, die Inspiration zu künstlerischem Ausdruck, aber auch die Kommunikation und Kontaktfreude. Es verbindet die oberen mit den unteren Chakren; wenn die Energie ungehindert fließen kann, stellt Vishudda eine wichtige Brücke zwischen Denken und Fühlen und deren Kommunikation nach außen dar. Unausgesprochenes führt zu einer Blockade in diesem Bereich.

Auf der körperlichen Ebene entspricht es dem Kehlkopfbereich, dem Nacken, Ohren, Hals und den Schultern.

Ist das Hals-Chakra gestört, kann dies u. a. zu Gehemmtheit oder einem Mangel an Ausdrucksfähigkeit, aber auch zu Nackenschmerzen, Schilddrüsenerkrankungen und Sprachstörungen führen.

Ist das Stirn-Chakra gestört, kann es u. a. zu Konzentrations- und Lernschwächen, aber auch zu Psychosen, Kopfschmerzen oder Erkrankungen der Sinnesorgane kommen.

## SECHSTES CHAKRA

Stirnchakra: Ajna (= Wissen)
Symbol: 96-blättriger Lotus
Farben: Indigoblau, Violett
Steine: Lapislazuli, blauer Saphir
Stichwort: Intuition

Das Chakra befindet sich zwischen den Augenbrauen in der Stirnmitte und öffnet sich nach vorne.

In der tibetischen und indischen Kultur hatte das Dritte Auge eine sehr große Bedeutung. Es beinhaltet das ganzheitliche Wahrnehmen, das visionäre Sehen und macht es möglich, einen Blick in die Vergangenheit, in die Gegenwart und in die Zukunft zu tun. Es lässt hinter die Dinge sehen, ihre Zeichen und Symbole entschlüsseln. Denkt man an einen bestimmten Menschen, strömen die Energieströme aus diesem Chakra zu dem betreffenden Menschen.

Auf der körperlichen Ebene entspricht es dem Gesicht (Augen, Ohren, Nase) und dem Kleinhirn.

## SIEBTES CHAKRA

Kronenchakra oder Scheitelchakra, Sahasrara ( = Tausendfähig)
Symbol: Tausendblättriger Lotus
Farben: Weiß, Violett, Gold
Steine: Bergkristall, Diamant, Amethyst
Stichworte: Spiritualität, Erleuchtung

Das Chakra befindet sich auf dem Scheitelpunkt des Kopfes und öffnet sich nach oben. Es beinhaltet die Spiritualität und die höchste Stufe des Menschseins. Bei Normalsterblichen ist Sahasrara nur teilweise ausgebildet, Yogis und Weise erreichen durch ihr Leben und ihre Übungen die höchste Erkenntnis.

Auf der körperlichen Ebene entspricht es dem Großhirn und dem zentralen Nervensystem.

Ist das Kronen-Chakra gestört, kann es u. a. zur Flucht vor der Wirklichkeit, zu Depressionen, aber auch zu Krebserkrankungen, Autoimmunerkrankungen oder chronischen Leiden kommen.

Sie können den Türkis grundsätzlich auf jedes Chakra legen, um den Energiefluss zu aktivieren, jedoch sprechen zwei Chakren besonders gut auf den Türkis an: das Solarplexus-Chakra und das Hals-Chakra.

Eine Aufgabe des Solarplexus ist die Gesunderhaltung der Organe.

Der **Solarplexus** ist ein Geflecht aus sympathischen und parasympathischen Nervenfasern und befindet sich im Bereich zwischen Brustkorb und Magengrube gut geschützt weit im Inneren des Körpers. Im Solarplexus, dem größten autonomen Nervengeflecht im Körper, werden Informationen koordiniert und weitergeleitet, die u. a. die Funktionen von Magen und Darm regulieren. Eine Aufgabe des Solarplexus ist also die Gesunderhaltung der Organe.

Der **Solarplexus** ist aber noch viel mehr: Er ist unser energetisches Zentrum. Durch das Aktivieren des Solarplexus-Chakras gewinnen wir mehr Vertrauen in die eigenen Fähigkeiten, stärken die eigene Willensstärke und Durchsetzungsfähigkeit. Gerade in Zeiten, in denen man den Lebensmut verloren hat, sich in einer scheinbar aus-

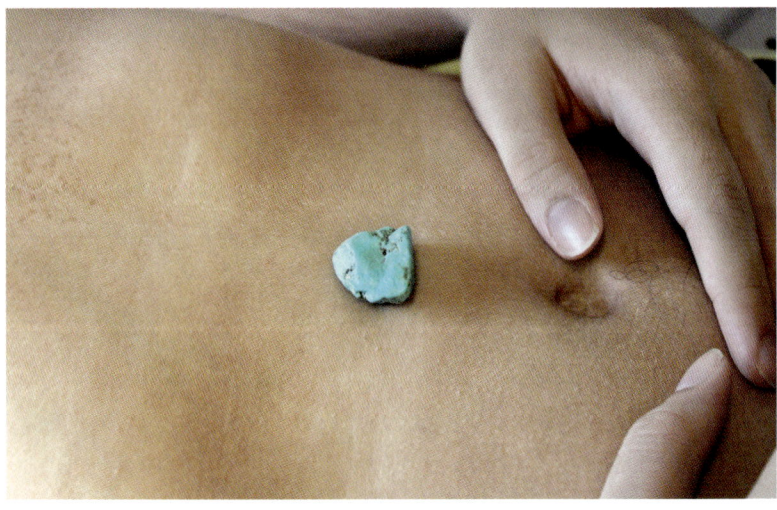

Ein Türkis auf dem Solarplexus-Chakra.

weglosen Situation befindet und nicht die Kraft hat, sich aus dieser zu lösen, ist eine Anregung des Energieflusses im Sonnengeflecht so wichtig, um die innere Sonne, die Lebenskraft zu stärken.

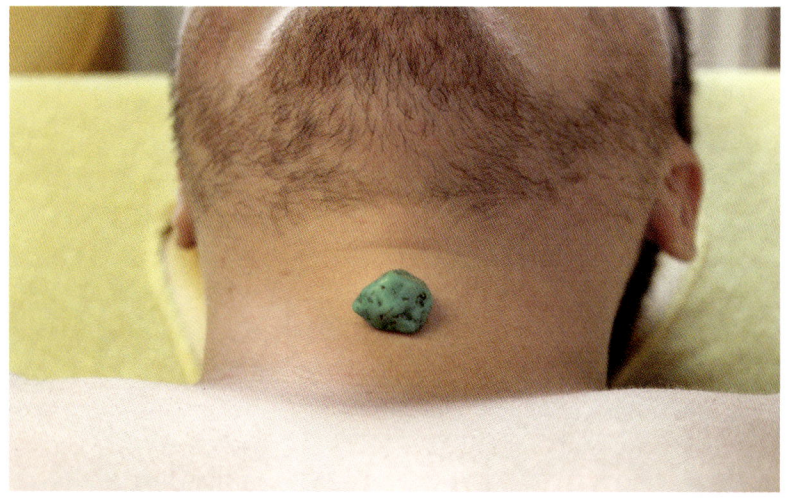

Ein Türkis auf dem Hals-Chakra.

Im Kapitel über die Verwendung des Türkises beim *fahrenden* Volk werden wir sehen, dass diese bei der Behandlung psychosomatischer Krankheiten besonderes Augenmerk auf den Nacken, die Kehle und das obere Brustbein legen. Die Kehle zeigt ihnen den Grad der Angst an, die der Patient empfindet – auch wir kennen den Ausdruck: *der Hals war mir vor Angst wie zugeschnürt* oder *die Angst saß mir im Nacken*. Das Hals-Chakra, das eine Brücke darstellt zwischen den oberen und unteren Chakren, kann aktiviert und damit der Fluss zwischen den Chakren wieder angeregt werden. Man kann wieder freier atmen und sich äußern, das Leben gewinnt an Leichtigkeit. Es fällt leicht, seine Wünsche und Gedanken zum Ausdruck zu bringen, das kann sich auch in Tanz, Musik und Literatur äußern. Ist das Hals-Chakra im Gleichgewicht, so gilt es als *ewige Quelle der Jugend*.

Das Hals-Chakra stellt eine Brücke zwischen den oberen und unteren Chakren dar.

### Chakren öffnen mit dem Türkis
**Eine sehr einfache, aber wirkungsvolle Art, die Chakren zu öffnen, ist das Auflegen von Steinen.**

Wählen Sie eine Umgebung, in der Sie sich wohlfühlen und die gut temperiert ist. Die Unterlage sollte nicht zu hart sein, legen Sie sich bequem auf den Rücken. Wärmen Sie den Stein mit der Hand an und legen Sie ihn auf das entsprechende Chakra, wenn möglich auf die bloße Haut, da hier die Wirkung am größten ist. Bleiben Sie nun ruhig liegen, so lange wie es Ihnen guttut, das kann je nach Stimmungslage und Situation durchaus variieren. Vertrauen Sie auf Ihr Empfinden, sowohl was die Länge der einzelnen Anwendung als auch was die Länge der Therapie insgesamt angeht.

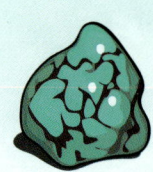

**Tipp: Guter Start in den Tag**
**Legen Sie den Türkis abends griffbereit auf ihr Nachtschränkchen und legen Sie ihn morgens, bevor Sie aufstehen, für ein paar Minuten auf das Solarplexus-Chakra. Es kann sich öffnen und frei fließen und Sie starten in sich ruhend und selbstbewusst in den Tag.**

*Die Wirkung des Türkises auf die Chakren kann durch ätherische Öle unterstützt werden.*

Die Wirkung des Türkises auf die Chakren kann durch ätherische Öle unterstützt werden. Der Energiefluss zwischen den Chakren wird angeregt durch eine leichte Massage mit ätherischen Ölen – am besten von einer anderen Person durchgeführt:

Legen Sie sich bequem auf den Rücken und massieren Sie die Chakren beginnend mit dem Wurzel-Chakra von unten nach oben entlang der Wirbelsäule leicht im Uhrzeigersinn. Verwenden Sie dazu 5–10 Tropfen ätherisches Öl, vermischt mit 10 ml eines neutralen hochwertigen Öls wie Mandelöl oder Jojobaöl. Besonders gut geeignet sind die ätherischen Öle Sandelholz oder Safran-Attar.

Das Sandelholz mit seinem würzigen, sinnlichen Duft wirkt allgemein harmonisierend, nervenstärkend und angstlösend. Im indischen Yoga wird Sandelholz dem Wurzel-Chakra sowie dem Kronen-Chakra zugeordnet. Eine Massage mit Sandelholzessenz ermöglicht einen Austausch zwischen den einzelnen Chakren.

Zur Herstellung von Safran-Attar werden Safranfäden über Sandelholz destilliert. Paracelsus nannte Safran die höchste Arznei gegen die Trauer. Dieses zu den teuersten der Welt zählende Gewürz ist eine wunderbare Arznei gegen depressive Verstimmungen und zur Stärkung des Herzens im weitesten Sinne. Nach der Massage legen Sie den etwas angewärmten Türkis für mindestens einige Minuten auf das gewünschte Chakra und genießen die Wirkung.

*Safran ist eine wunderbare Arznei gegen depressive Verstimmungen und zur Stärkung des Herzens im weitesten Sinne.*

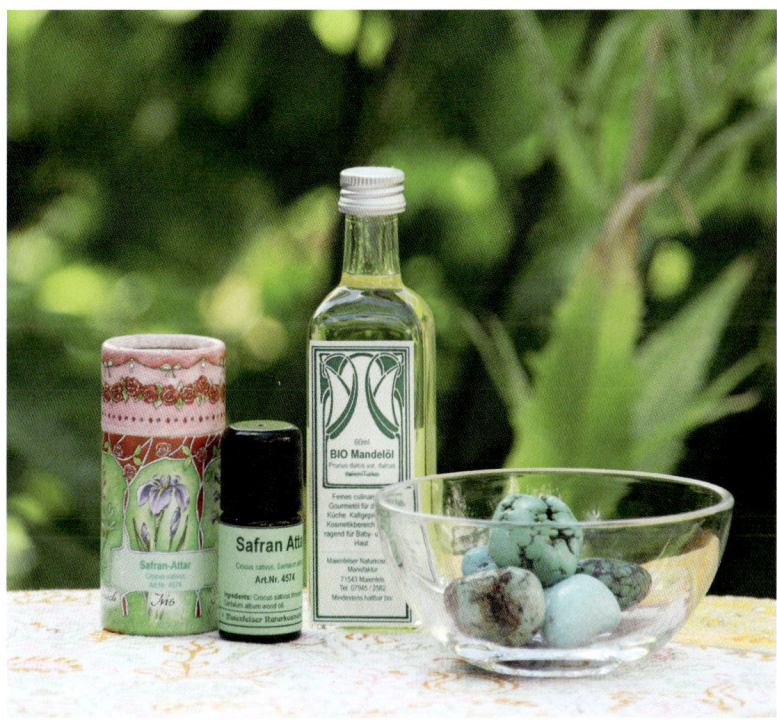

# Die Schwingungen des Türkises einfangen

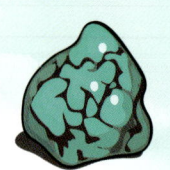

Es gibt keine Materie an sich!
Alle Materie entsteht und besteht nur durch eine Kraft,
welche die Atomteilchen in Schwingung bringt und sie zum
winzigsten Sonnensystem des Atoms zusammenhält.

Max Planck

**Alles ist Schwingung. Selbst in einem Stein, der doch so fest wirkt, sind die Moleküle in ständiger Schwingung. Und diese Schwingung, diese Aussage des Steines über seine Wesen, seine Struktur, seine Farbe und seine Substanz, kann weitergetragen werden. Diesem Prinzip folgt die Herstellung von Edelsteinwässern und -elixieren.**

Wasser dient hier als Medium, denn es hat die Eigenschaft, in Resonanz zu den Schwingungen des Steines zu geraten, sie zu kopieren und weiterzutragen.

*Die Einnahme von Wässern und Elixieren hat den Vorteil, dass das Heilende des Steines schneller im Körper aufgenommen werden kann.*

Die Einnahme von Wässern und Elixieren hat den Vorteil, dass das Heilende des Steines schneller als beim Auflegen im Körper aufgenommen werden kann, da sich die Information des Steines in einem wässrigen Medium befindet und dem menschlichen Organismus damit nähersteht. Zudem kann man ein Elixier gut unterwegs mitnehmen. Einen Nachteil sehe ich darin, dass der Stein nicht sinnlich wahrgenommen werden kann, kein direkter Kontakt zwischen Mensch und Stein stattfindet.

# Türkis-Edelsteinwasser für die Seele und den Körper

Warum sollten wir Türkis-Wasser trinken? Hier die Indikationen des Türkis-Wassers nach Michael Gienger und Joachim Goebel:

*Wirkt schmerzlindernd, krampflösend und entzündungshemmend, stärkt Leber und Gehirntätigkeit. In Kombination mit Chrysokoll und Malachit sehr gut bei Menstruationsbeschwerden.*

(Gienger/Göbel, Edelsteinwasser 2006)

Eine relativ einfache Methode, um die Schwingung des Türkises aufnehmen zu können, ist die Herstellung von Edelsteinwasser. Dies ist nicht neu, war schon in der Antike bekannt und wurde auch von Hildegard von Bingen beschrieben.

In Afghanistan wurde Türkiswasser zur Behandlung von Grauem Star eingesetzt: Dafür wurde ein in Silber gefasster Türkis in ein Glas mit Wasser gegeben, das Wasser anschließend auf die Augen gelegt und der Allmächtige angerufen.

> In Afghanistan wurde Türkis-wasser zur Behandlung von Grauem Star eingesetzt.

## Gutes Wasser ist Voraussetzung

Nun ist Wasser ein ganz besonderer Saft, ein neutrales Medium, das Informationen, seien sie negativer oder positiver Art, sehr gut aufnimmt und speichert. Wasser hat keinen eigenen Geruch, keinen eigenen Geschmack, keine eigene Farbe und keine eigene Form. Das für die Herstellung von Türkiswasser passendste Wasser ist möglichst rein, enthält keine Kohlensäure und nur wenige Mineralstoffe (unter 200 mg/l gelten als ideal), denn Letztere sind bereits Informationen, die das Wasser weniger aufnahmebereit für weitere Imprägnierungen machen. Heilsteinexperten raten dazu, Wasser zu verwenden, das sich hinsichtlich der eigenen Informationen mit denen des Steines verträgt.

Astrologisch
wäre der
Donnerstag,
der Jupitertag,
besonders
geeignet.

Für unseren Türkis mit seinem schützenden, ausgleichenden Wesen, könnte man sehr wohl Bergquellwasser oder Wasser aus einem ruhigen, sauberen und schön gelegenen Natursee, der Wasser in Trinkwasserqualität enthält, verwenden. Am besten schöpfen Sie dieses Wasser selbst an einem nicht zu heißen Tag. Wenn Sie astrologische Gesichtspunkte berücksichtigen wollen, wäre z. B. der Donnerstag, der Jupitertag, besonders geeignet.

Natürlich können Sie auch gutes Mineralwasser (ohne Kohlensäure, mit geringem Mineraliengehalt) aus Glasflaschen verwenden.

Auf die Verwendung von Leitungswasser würde ich verzichten, es wird unter hohem Druck über weite Wege durch oft alte Leitungen transportiert und kann Spuren von Medikamentenrückständen oder Hormonen enthalten.

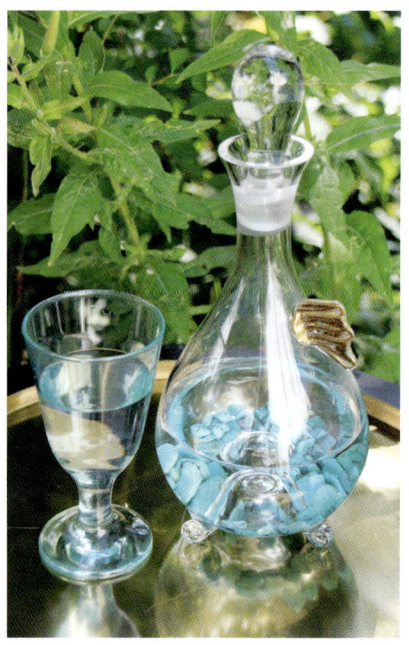

### Der ideale Stein

An Türkise, die direkt mit dem Wasser, das wir trinken, in Berührung kommen, sollten wir höchste Ansprüche stellen. Der Türkis sollte möglichst rein sein und kein oder nur wenig Muttergestein aufweisen. Am besten eignen sich völlig unbehandelte Rohsteine, die Sie aus vertrauenswürdigen Quellen erwerben. Mitunter werden auch Steine speziell für das Ansetzen von Edelsteinwässern angeboten. Vergewissern Sie sich, dass diese auch wirklich unbehandelt sind.

Für das Edelsteinwasser können Sie gerne mehrere kleine Steine anstatt eines großen nehmen, so ist die Informationsfläche insgesamt größer. Dasselbe gilt, wenn ein Stein nicht poliert, sondern unbehandelt ist, bei Letzterem ist die Oberfläche größer.

## Herstellung von Edelsteinwasser

Wie viele Steine Sie pro Liter Edelsteinwasser nehmen, hängt von der Qualität der Steine ab. Sind sie z. B. ganz rein oder haben sie noch etwas Muttergestein? Als Richtwert gelten ca. 50 g (Ich würde nicht weniger als 25 g und nicht mehr als 100 g nehmen).

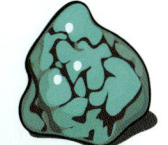

› Reinigen Sie die Steine mit einer kleinen Bürste.
› Reinigen Sie sie auch energetisch, um sie von Fremdinformationen zu befreien. Dafür wird der Stein unter fließendem Wasser mit dem Daumen gerieben und anschließend für mehrere Stunden auf Hämatitsteinchen gelegt.
› Der Türkis wird energetisch aufgeladen, wenn Sie ihn einige Zeit in die Morgensonne oder auf einen Bergkristall legen.
› Nehmen Sie ein geeignetes sauberes Glasgefäß, am besten eine Karaffe oder einen Krug.
› Legen Sie Ihre Türkise (evtl. mittels einer kleinen, sauberen Zange) in das Gefäß und übergießen Sie die Steine mit dem vorbereiteten Wasser, damit sie ihre Informationen da hinein abgeben können. Stellen Sie das Gefäß, mit einem Deckel versehen, damit kein Staub eindringen kann, für zwei, optimal acht bis zehn Stunden an einen ruhigen Ort.

Wenn Sie nicht ganz sicher sind, ob die Steine tatsächlich unbehandelt sind, bietet sich eine Alternative an: Legen Sie die Türkise nicht direkt in die Karaffe, sondern in ein mit etwas Wasser gefülltes Reagenzglas, das dann für einen längeren Zeitraum als bei der direkten Methode ins Wasser gestellt wird. So findet kein direkter Kontakt zwischen dem Stein und dem Trinkwasser statt, die Information des Steines kann aber dennoch weitergegeben werden. Auf einigen Internetseiten wird davor gewarnt, einen Türkis wegen seines Kupfergehaltes direkt ins Wasser zu legen, da ein Teil des im Türkis enthaltenen Kupfers direkt ans Wasser abgegeben würde. Hierbei kann es sich jedoch nur um minimalste Mengen handeln,

*Legen Sie die Türkise nicht direkt in die Karaffe, sondern in ein mit etwas Wasser gefülltes Reagenzglas.*

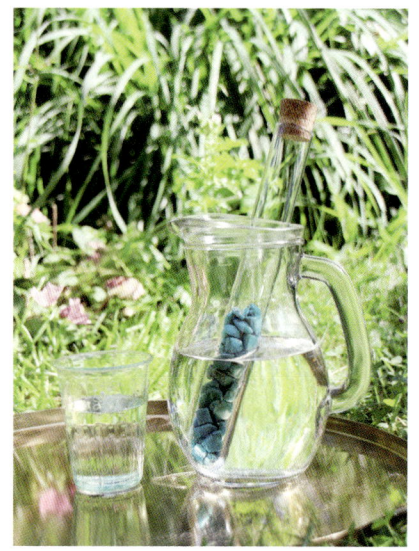

die keine gesundheitsgefährdende Wirkung haben – der Mensch muss sogar regelmäßig kleine Mengen an Kupfer über die Nahrung aufnehmen. Ich habe dennoch einen Test durchgeführt: Ein Glas Wasser, in dem ein Türkis über 24 Stunden gelegen war, wies keinerlei erhöhten Kupfergehalt auf.

Sollten Sie der glückliche Besitzer einer flachen Türkisscheibe sein, so können Sie ein Trinkglas mit Wasser direkt auf diese Scheibe stellen und nach kurzer Zeit ist Ihr Edelsteinwasser fertig.

Nach dem *Reifen* des Steines im Wasser können Sie etwa 80 % des Wassers in ein anderes Gefäß, z. B. eine Glasflasche umschütten, die verbleibenden 20 % werden mit neuem Wasser übergossen. So können Sie etwa zwei Wochen lang neues Edelsteinwasser ansetzen, wobei das Wasser immer intensiver wird. Es empfiehlt sich dabei, das Gefäß und die Steine nach einer Woche gründlich zu reinigen. Benutzen Sie ein Teesieb oder Filterpapier, um das Wasser abzugießen. So schließen sie aus, dass kleine Splitter mit in den Behälter gelangen. Bewahren Sie das Edelsteinwasser an einem kühlen Ort auf.

*Bewahren Sie das Edelsteinwasser an einem kühlen Ort auf.*

### Anwendung / Dosierung

Vorzugsweise wird das Türkis-Wasser innerlich eingenommen, da so die Steininformationen schnell aufgenommen und im ganzen Körper verteilt werden können.

Trinken Sie etwa 1–3 Gläser, aber nicht mehr als einen Liter über den Tag verteilt. Beginnen Sie mit wenig und steigern Sie nach und nach die Menge.

Das Türkiswasser ist so lange frisch, wie es das verwendete Wasser ist, und nicht länger haltbar (1–2 Wochen).

**Tipp: Ein Türkis-Bad für die Entspannung**
Sehr schön ist auch ein Entspannungsbad mit Türkiswasser.
Sie können hier großzügig mit der Steinmenge umgehen, mit
der Sie das Wasser ansetzen, und weitere entspannungsför-
dernde Steine wie den Aventurin, Serpentin und Chrysokoll
hinzugeben. Das Edelsteinwasser wird erst nach dem Einlas-
sen des Badewassers dazugegeben.

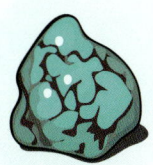

Legen Sie Ihre Türkise besser nicht direkt mit ins Badewasser, da
der Türkis empfindlich auf evtl. weitere Badezusätze und Seifen reagieren kann.

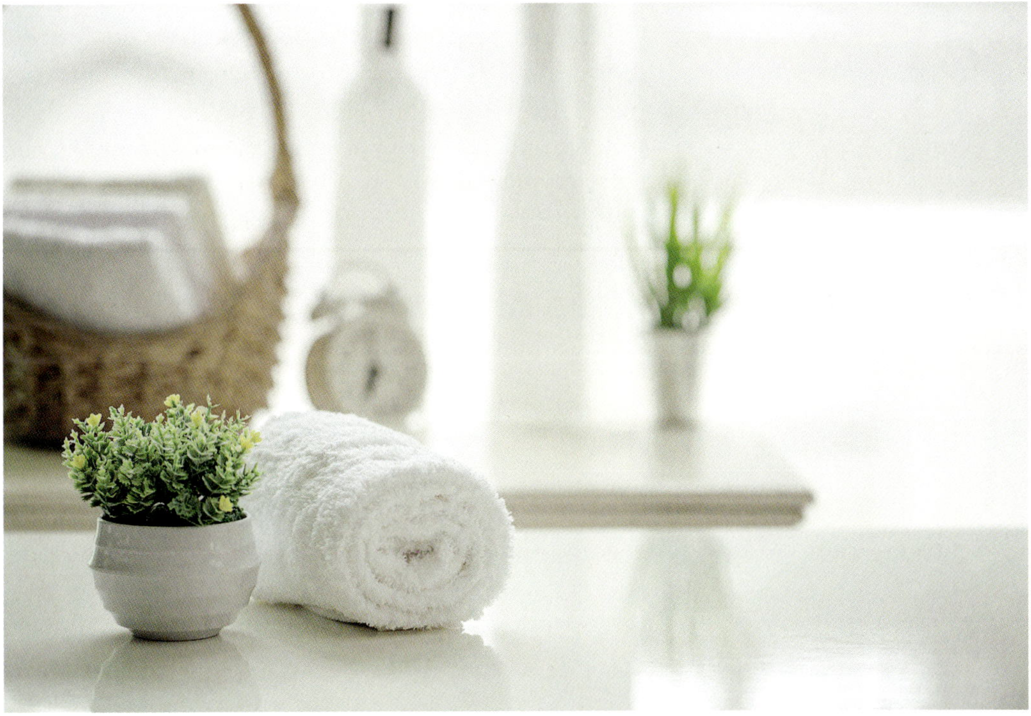

![Ein Türkis-Bad für die Entspannung.]

Ein Türkis-Bad für die Entspannung.

# Türkis-Elixiere nach der Sonnenmethode

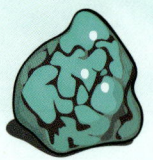

„Edelstein-Elixiere sind eigenständige Wesen."

Rolphe Alcide Grimaitre

### Wozu dient das Türkis-Elixier?

Hierzu die Indikationen nach Grimaitre:

*Türkis ist ein Meisterheiler. Er schützt, stärkt und bringt innere Ruhe, macht ausgeglichen und wirkt stimmungsaufhellend. Türkis kann übersinnliche Fähigkeiten fördern, wenn die Veranlagung dazu gegeben ist. Er gibt mehr Selbstvertrauen und löst die typische Opferhaltung im Menschen auf. Türkis schützt gegen viele Einflüsse von außen. Türkis wirkt entzündungshemmend und entspannt die Muskulatur. Er hat eine schützende Wirkung gegen Umweltgifte und kosmische Hintergrundstrahlung.*

(R.A. Grimaitre, Edelstein-Elixiere 2006)

> Gegenüber den Edelsteinwässern haben sie den Vorteil, dass sie durch Zugabe von Alkohol lange haltbar sind.

Die sogenannten Edelstein-Elixiere sind bei uns in den 80er-Jahren des letzten Jahrhunderts bekannt geworden. Gegenüber den Edelsteinwässern haben sie den Vorteil, dass sie durch Zugabe von Alkohol lange haltbar sind. Es gibt verschiedene Möglichkeiten, ein solches Elixier herzustellen. Sie können den Stein beispielsweise über längere Zeit direkt in guten Alkohol einlegen, wie es der niederländische Heiler Amandus Korse mit seinen Essenzen praktiziert. Ich stütze mich jedoch in erster Linie auf die Anleitungen des Schweizer Heilers Rolphe Alcide Grimaitre, der auf diesem Gebiet intensive Forschungsarbeit geleistet hat und die Herstellung seiner Edelstein-Elixiere an die der Bachblüten anlehnt.

**Um ein Türkis-Elixier herzustellen, benötigen Sie kaum mehr als für die Herstellung eines Türkiswassers:**

> › Eine Glasschale
> › Einen oder mehrere Türkise, möglichst unbehandelt
> › Wasser guter Qualität
> › Einen sonnigen Vormittag
> › Alkohol bester Qualität, mind. 40 % (z. B. Korn in Bioqualität)
> › Einige Apothekerfläschchen (ca. 200–500 ml und 30 ml)
> › Einen Glastrichter
> › Etiketten zum Beschriften

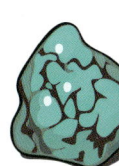

Wählen Sie einen schönen, sonnigen Vormittag zur Herstellung Ihres Elixiers. Die Steine werden gereinigt und anschließend nicht mehr mit den Händen berührt, damit sie von der persönlichen Schwingung nicht beeinflusst werden.

Dann werden die Türkise mittels eines Glaslöffels in eine gründlich gereinigte Glasschale gegeben und mit Wasser guter Qualität übergossen, bis sie ganz bedeckt sind.

*Wählen Sie einen schönen, sonnigen Vormittag zur Herstellung Ihres Elixiers.*

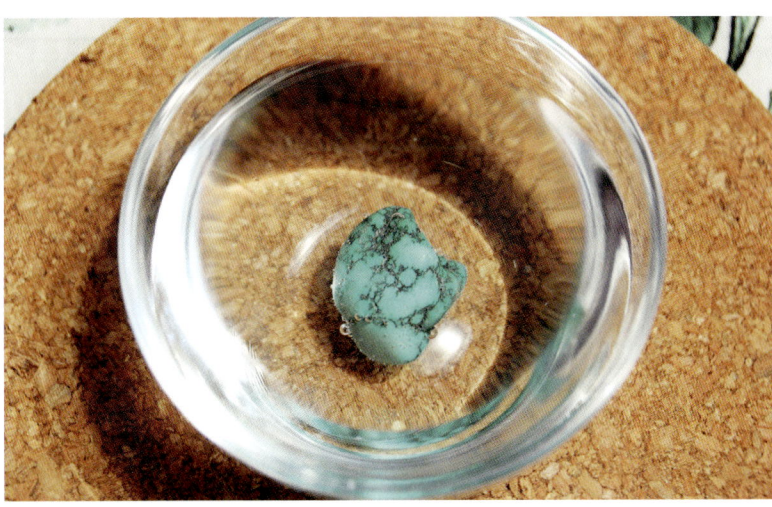

Die Glasschale an einen sonnigen Platz im Freien stellen.

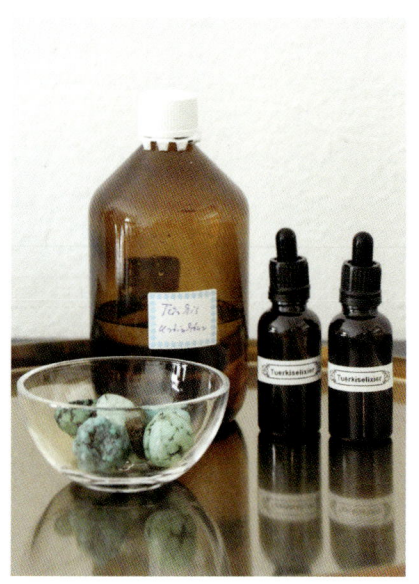

Die Glasschale wird an einen sonnigen Platz im Freien gestellt. Sie können noch zusätzlich Bergkristalle als energetischen Schutzwall um das Glas legen. Gönnen Sie dem Reifungsprozess einige Stunden Ruhe. Füllen Sie dann die Apothekenfläschchen mit Hilfe des Glastrichters jeweils zur Hälfte mit dem Wasser, zur Hälfte mit dem Alkohol. Verschließen und kurz schütteln. Dies sind *jetzt* die Vorratsfläschchen, aus denen die Einnahmefläschchen gewonnen werden: Dafür werden 7–10 Tropfen der Essenz in ein 30-ml-Fläschchen gegeben, das ein Alkohol-Wasser-Gemisch (10 % zu 90 %) enthält. Anschließend schütteln und beschriften. Fertig ist das Türkis-Elixier.

### Anwendungen

Die Anwendungsmöglichkeiten sind vielfältig und beschränken sich nicht auf die Einnahme einiger Tropfen am Tag. Das Elixier eignet sich als Zugabe zu Ihrem Badewasser oder wird mittels einer Sprühflasche auf die Chakren (vorzugsweise Hals-, Solar-Plexus-Chakra) aufgetragen oder als Raumspray verwendet.

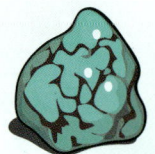

**Tipp: Türkis im Raumspray**
Wenn man einem Energie-Raumspray (z. B. Soluna) einige Tropfen beifügt, kann das Elixier sehr gut über die Atemwege aufgenommen werden.

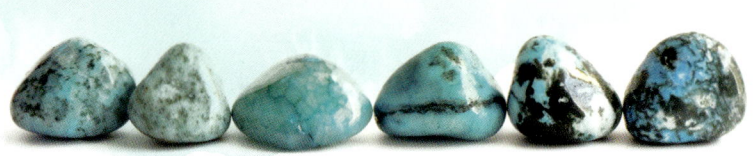

# Von der richtigen Behandlung des Türkises

Der Türkis ist ein sensibler Stein, den man sorgfältig behandeln sollte. Durch seine poröse Oberfläche reagiert er empfindlich auf Chemikalien, Seifen, Parfum und Kosmetika. Legen Sie daher Ihren Türkisschmuck beim Händewaschen, Duschen und Baden ab. Stabilisierter Türkis reagiert nicht so empfindlich wie unbehandelter.

Ihre Heilsteine sollten Sie regelmäßig sowohl von Verunreinigungen durch Schweiß- und Schmutzpartikel als auch von energetischen Anhaftungen reinigen. Diese energetischen Anhaftungen sind nicht zu unterschätzen, oft liegt es an ihnen, wenn wir einen bestimmten Stein unbewusst ablehnen. John Adair beschreibt in *The Navajo and Pueblo Silversmiths* das Ritual einer sehr intensiv durchgeführten energetischen Reinigung für den Schmuck eines Verstorbenen:

*Ihre Heilsteine sollten Sie regelmäßig von energetischen Anhaftungen reinigen.*

> *Wenn eine Person verstirbt, die noch viel Schmuck trägt, wird dem Verstorbenen ein Teil davon abgenommen. Niemals wird man ihn mit seinem gesamten Schmuck begraben. Um den Schmuck zu reinigen, wird er mit Gebeten besprochen. Es wird eine der Evil Way Ceremony [Anm. d. A.: eine spezielle Zeremonie der Navajo zur Vertreibung böser Geister] abgehalten. In der ersten Nacht wird das Silber gewaschen und Blütenstaub darüber verstreut. Der Schmuck wird neben den Erben gelegt, der auch besungen wird. Wenn mehrere Personen zu den Erben gehören, gehen sie zum Hogan, und der Schmuck wird neben jeden von ihnen gelegt.*
>
> *In der zweiten – der letzten – Nacht werden segnende Lieder gesungen und Gebete gesprochen. Danach kann der Schmuck eines Verstorbenen ohne Furcht vor bösen Geistern getragen werden.*
>
> *Wenn ein Mann im Sterben liegt, nimmt er seinen Schmuck ab und gibt ihn seinen Angehörigen. Sollte er verpfändet sein, so löst ihn seine Familie ein. Bevor der Schmuck wieder getragen werden kann, muss er besungen werden.* (Adair, The Navajo and the Pueblo Silversmiths 1944, 1989)

# Säubern und Entladen des Türkises

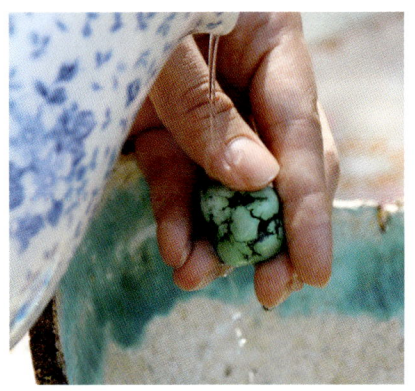

Den Türkis unter fließendem Wasser reinigen.

Ihre gebrauchten Türkise und Ihren Schmuck sollten Sie regelmäßig reinigen. Das Gleiche gilt für die Rückkehr ausgeliehener Steine.

Waschen Sie den Türkis unter fließendem Wasser, reiben Sie ihn mit dem Finger etwas ab oder nehmen Sie einen kleinen Pinsel. Auf keinen Fall sollten Sie Reinigungsmittel verwenden, da der Türkis sehr empfindlich darauf reagieren kann.

Durch die Reinigung mit klarem Wasser und leichtem Reiben unter dem Wasserstrahl, etwa für eine Minute, wird der Stein gleichzeitig entladen.

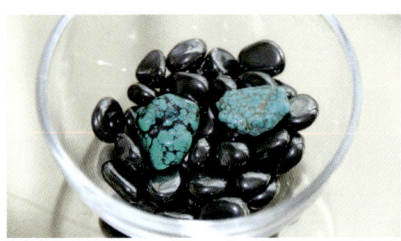

Ein Türkis in einer kleinen Gruppe von Hämatitsteinchen.

Alternativ können Sie den Türkis zum Entladen auch für ca. 20–30 Minuten auf eine kleine Gruppe von Hämatitsteinchen legen. Sie eignen sich wegen ihrer guten Leitfähigkeit, müssen jedoch anschließend durch leichtes Schütteln selbst wieder entladen werden.

Steine können unterschiedlich stark *vorbelastet* und mit Informationen imprägniert sein. Mitunter sind noch weitere intensivere Reinigungsschritte notwendig, wie das Beräuchern des Türkises. Nehmen Sie dafür Kräuter und Harze, die für ihre schützende, reinigende Wirkung bekannt sind: Weihrauch, Beifuß, Wacholder oder Engelwurz. Oder legen Sie den Türkis für einige Stunden auf eine Amethystdruse, sie ist in der Lage, Informationen über Krankheiten zu löschen.

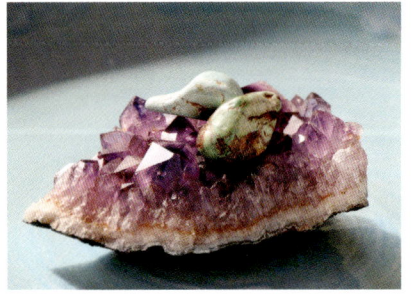

Eine Amethystdruse

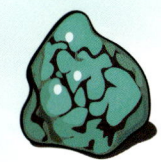

> Wir können mit Räuchern reinigen, heilen, schützen, segnen, einen geistigen Raum/Atmosphäre schaffen, orakeln und geistig reisen.
>
> Marlis Bader

Das Räuchern ist vermutlich so alt wie die Menschheit selbst und hat in nahezu allen Kulturen eine spirituelle Bedeutung. Geräuchert wird u. a., um einen Raum von schlechten Energien, Sorgen und Ängsten, negativen Gedanken oder verletzenden Worten zu reinigen. Durch den Rauch löst sich das unerwünscht Festgesetzte und wird anschließend durch das weit geöffnete Fenster fortgetragen. Was für Räume gilt, gilt auch für einzelne Gegenstände und natürlich auch für einen Heilstein wie den Türkis.

**Durch den Rauch wird unerwünscht Festgesetztes durch das weit geöffnete Fenster fortgetragen.**

Für Ihre Räucherungen können Sie die erforderlichen Kräuter und Wurzeln kaufen, viel schöner aber ist es, sie selber zu sammeln und zu trocknen.

Zum Selbstsammeln eignen sich am besten Beifuß, Engelwurz oder Wacholder. Alle drei Pflanzen sind bei uns heimisch und haben eine lange Tradition als Schutz- und Reinigungspflanzen.

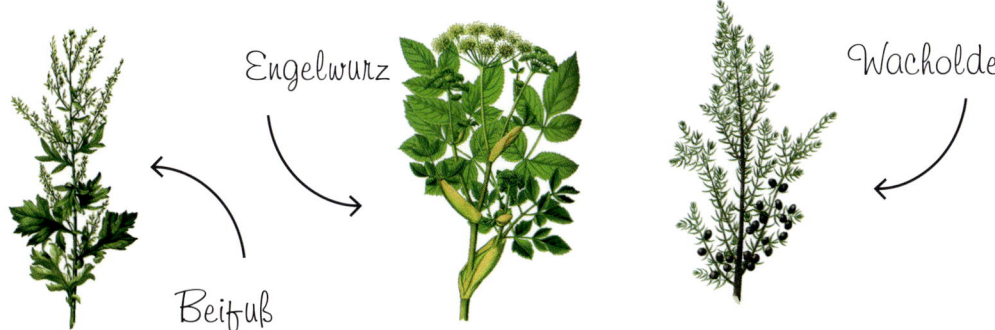

Engelwurz

Wacholder

Beifuß

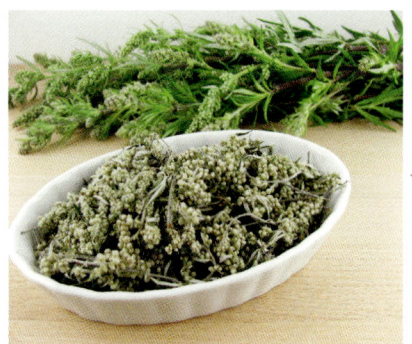

Frischer und getrockneter Beifuß.

## Beifuß

Der **Beifuß** (*Artemisia vulgaris*) gehört zu unseren besten Schutz- und Zauberkräutern, ist eine starke Schamanenpflanze und wird überall auf der Welt zum Räuchern verwendet. Er vertreibt böse Geister, schlechte Energien – und reinigt auch einen Heilstein von negativen Informationen, die ihm anhaften. Verwendet werden die Blätter, die im Sommer geerntet und auf Küchenpapier an einem luftigen Ort getrocknet werden.

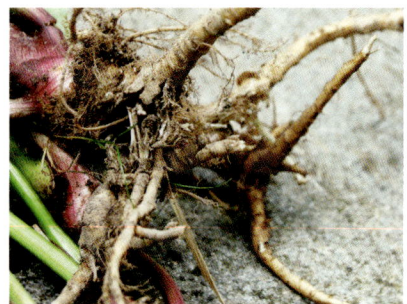

Frisch geerntete Wurzeln der Waldengelwurz (*Angelica sylvestris*)

## Engelwurz

Die **Engelwurz** (*Angelica archangelica, Angelica sylvestris*) gilt als Schutzengel gegen alles Böse. Sie ist hervorragend geeignet, um negative Anhaftungen aus einem Heilstein zu lösen. Verwendet werden können die Wurzel, die Blüten und/oder die Samen.

Die Wurzeln gut säubern, waschen und klein schneiden und ebenso wie die Blüten und Samen auf Küchenpapier an einem warmen, luftigen Ort trocknen.

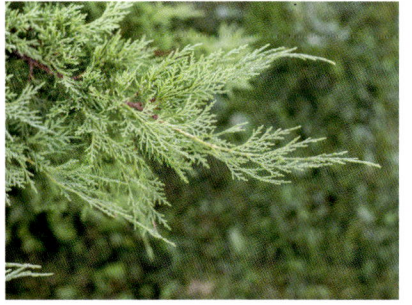

Junge Zweige eines Wacholders.

## Wacholder

Der **Wacholder** (*Juniperus communis*) ist einer der ältesten bekannten Räucherstoffe weltweit. Er ist von stark schützendem Wesen, sein Rauch reinigt die Aura von Mensch und Tier. Er befreit Heilsteine von energetischen Anhaftungen. Nehmen Sie für Ihre Räucherungen im Herbst oder Frühjahr die Wacholderspitzen und trocknen Sie sie in einem gut belüfteten Raum.

Am besten bewahren Sie die getrockneten Kräuter und Wurzeln in Papiertüten auf.

Für die Räucherung können Sie die einzelnen Pflanzen nehmen, aber auch mischen.

Geben Sie dazu etwas Sand in eine feuerfeste Räucherschale. Sehr schön sieht z. B. eine Abalone-Muschel aus. Zünden Sie eine Räucherkohle an und warten Sie, bis sie zur Hälfte durchgeglüht ist, um sie dann in die Schale zu legen. Sobald die ganze Kohle durchgeglüht ist, können Sie eine kleine Menge der Kräuter auf die Kohle geben, der Rauch steigt nun nach oben. Nehmen Sie Ihren Türkis und halten Sie ihn direkt in den Rauch. Dieser kann die Anhaftungen lösen und forttragen. Falls Sie nicht im Freien räuchern, den Raum nach der Räucherung gut lüften.

Falls Sie nicht im Freien räuchern, den Raum nach der Räucherung gut lüften.

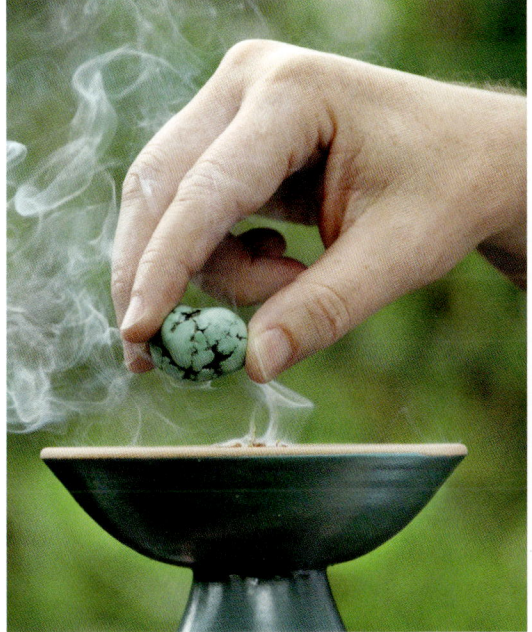

Den Türkis direkt in den Rauch halten.

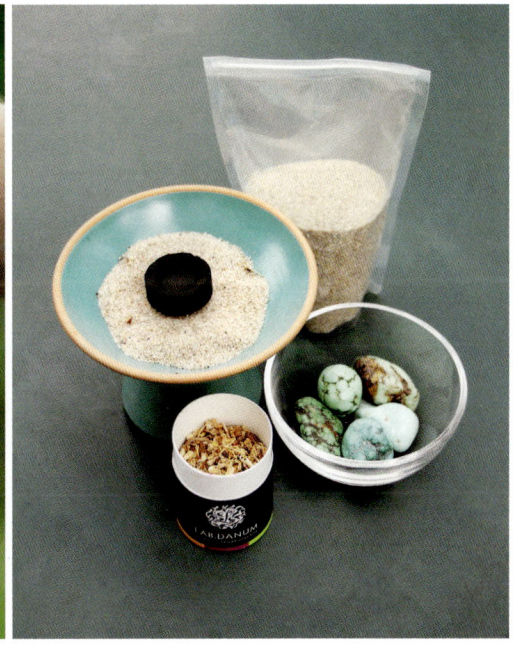

Räucherutensilien

## Aufladen des Türkises

Nicht in der heißen Mittagssonne liegen lassen.

Sie können dem Türkis nach der Reinigung zusätzliche Energie zuführen. Klassischerweise wird der Stein dazu für einige Stunden auf eine Gruppe von kleinen Bergkristallen gelegt oder der sanften Morgensonne ausgesetzt. Nicht in der heißen Mittagssonne liegen lassen, er könnte an Farbe verlieren.

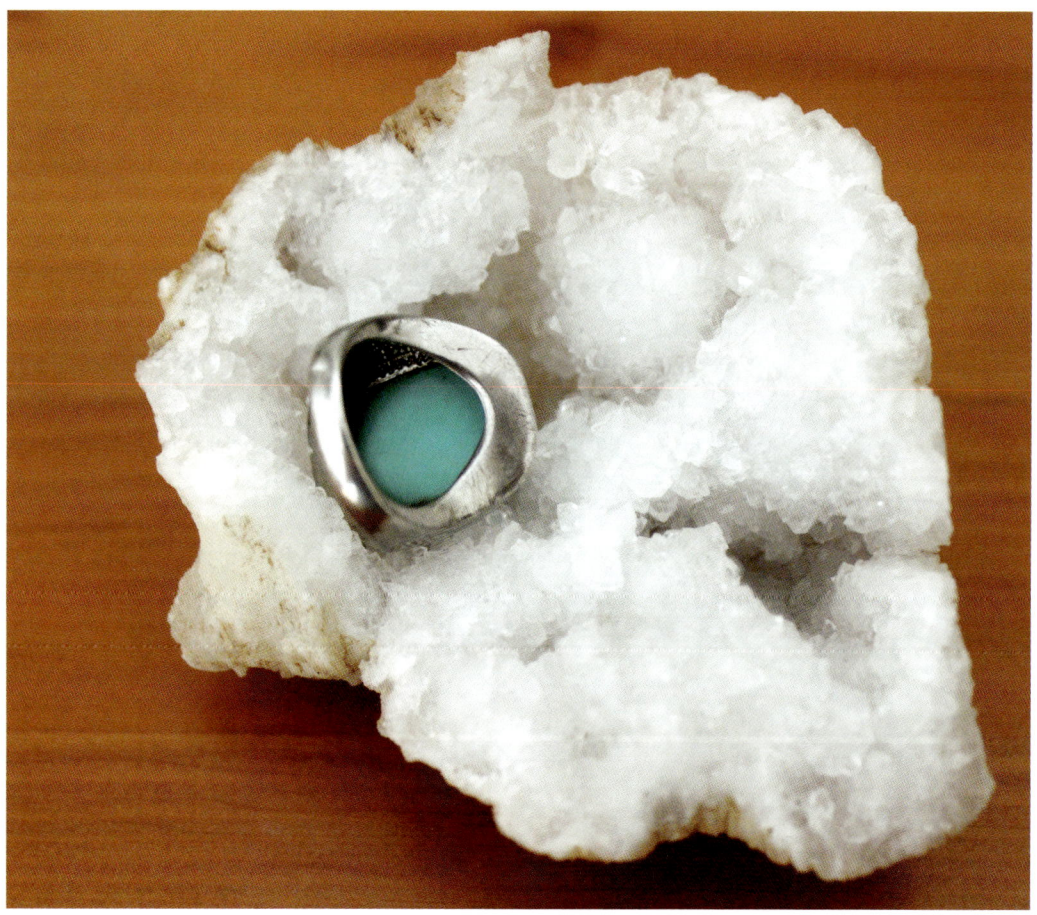

Ein Türkisring in einer Bergkristalldruse zum Aufladen.

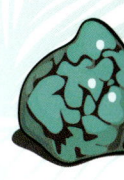

**Tipp: Neue Kraft für den Türkis**
Verlassen Sie sich auf Ihr Gefühl, wenn es darum geht, wie Sie Ihrem Stein etwas Gutes tun können und ihn wieder mit Energie versorgen. Nehmen Sie den Stein Neptuns mit zu einem besonderen See und gönnen Sie sich und ihm ein Bad in der Morgensonne.

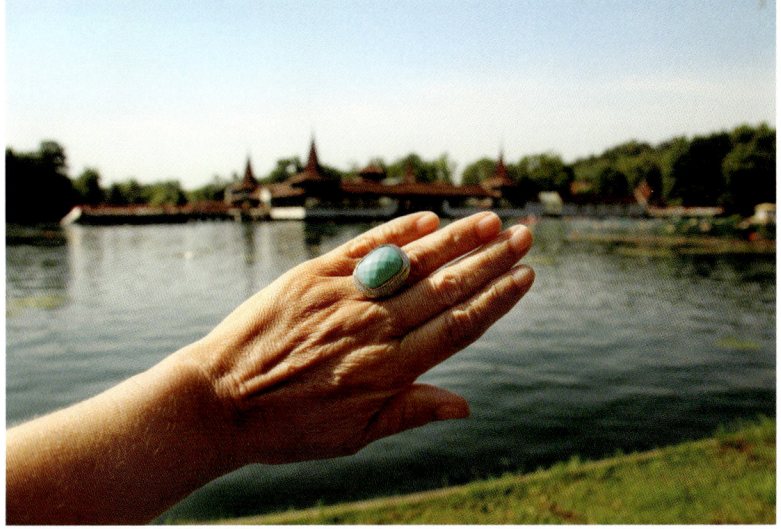

Der Türkis und ein ganz besonderer See. Der Heilsee von Héviz in Ungarn, der ähnlich wie der edle Stein ein dem Menschen wohlwollendes Wesen hat.

## Aufbewahrung

Türkis wird zwar in trockenen, kargen Landschaften gefunden, die schönsten Steine liegen jedoch häufig in feuchten Gruben. Aufgrund seines Wasseranteils bekommt es ihm nicht, wenn er viel in der prallen Sonne liegt oder in zu warmen Räumen aufbewahrt wird. Sein Wasseranteil verdunstet und er verblasst. Legen Sie Ihren Schmuck /Ihre Steine in schöne Behälter, die sich auch schließen lassen.

Es bekommt ihm nicht, wenn er viel in der prallen Sonne liegt oder in zu warmen Räumen aufbewahrt wird.

# ⊙ Türkis in der Medizin gestern und heute

Den Türkis direkt auflegen oder auf relativ einfache Art ein Türkis-wasser bzw. -elixier zubereiten kann von jedem Einzelnen von uns praktiziert werden. Es gibt jedoch noch aufwendigere, kunstvollere Wege, das Heilsame des Steines zu erlangen. Die Alchemisten haben sich im Osten wie im Westen viele Gedanken darüber gemacht, wie man die Heilkraft extrahieren und dem menschlichen Körper zur Verfügung stellen kann, dass einerseits das Heilsame aufgenommen werden und andererseits eventuelle schädliche Stoffe (z. B. das im Türkis enthaltene Kupfer) nicht in den Organismus gelangen kön-nen. Dabei geht es aber nicht darum, die Wirkstoffe zu extrahieren, sondern vielmehr soll die Idee eines Steines, das *Geistartige*, gewon-nen werden.

*Es soll die Idee eines Steines, das Geistartige, gewonnen werden.*

Den Türkis nämlich einfach fein zu reiben und das Pulver inner-lich einzunehmen könnte den Körper schädigen und nutzen würde es wenig, da das Pulver unverdaulich ist und wieder ausgeschieden wird.

Der Arzt und Alchemist Johann Agricola schrieb dazu im 17. Jahr-hundert:

*„Und obwohl in unseren Apotheken die Edelgesteine präpariert ge-funden werden, so ist doch von denselben nicht gar viel zu halten, denn sie sind nur in ein Pulver gerieben, welches sich in keinem Li-quore solvieret [Anm. d. A.: sich in keiner Flüssigkeit löst.] [Dieses] sinkt unter und gehet wie ein Sand wieder durch den Menschen hin-weg, denn unsere Däuung [Verdauung] ist viel zu schwach, dass sie solche zerlegen und in eine heilsame Essentiam bringen sollte."*
(Agricola, Chymische Medizin 2000)

Um das Heilsame zu erhalten, kann man verschiedene Wege gehen, wie wir am Beispiel der Ayurvedischen Alchemie und der Homöopathie sehen werden. Während die Alchemie eine jahrtausendealte Tradition in sich birgt, ist die Homöopathie dagegen eine darin wurzelnde relativ junge Behandlungsmethode.

## Der Türkis in der Ayurvedischen Alchemie, dem Rasa Shastra

Ayurveda ist die älteste bekannte Gesundheitslehre. Hier steht der ganze Mensch im Mittelpunkt. Ziel ist die Gesunderhaltung bis ins hohe Alter. Es kommen Kräuterzubereitungen, Ölsalbungen und Schwitzkuren zur Anwendung, aber auch Mineralien und Metalle werden sehr aufwendig zubereitet.

*Ziel ist die Gesunderhaltung bis ins hohe Alter.*

Der Türkis findet schon früh Erwähnung in den alten ayurvedischen Schriften, im medizinischen Wörterbuch *Raja Nighantu* von Narahari Raganighantu Varga XIII. aus dem 15. Jahrhundert heißt es:

*„Türkis ist zweifach benannt: peroga (Lehnwort aus dem pers. Ferozah) und haritacma (grünlicher Stein), je nachdem er aschfarbig oder grünlich ist. Türkis schmeckt sehr zusammenziehend und süß und ist ein vortreffliches Mittel, um den Appetit zu reizen. Ein jedes Gift, vegetabilisches, von lebenden Wesen kommendes, sowie auch aus beiden gemischtes, vernichtet Türkis schnell; ebenso die Schmerzen, welche durch dämonische und sonstige Einflüsse entstehen."*

### Rasa Shastra – die Ayurvedische Alchemie
Die Herstellung von Heilmitteln verfeinerte sich im Ayurveda im Laufe der Zeit zur Kunst der Ayurvedischen Alchemie, dem Rasa

Shastra (*Rasa* = Glück, Essenz, Lebenskraft, Quecksilber; *Shastra* = Kenntnis, Weisheit), zur Herstellung von Mitteln zur Vitalisierung, zur Lebensverbesserung und -verlängerung.

Aufwendig zubereitet werden **Bhasmas**, feine Pulver, die auch Minerale oder Metalle enthalten, denen das Giftige entzogen wurde, sodass nur das Heilende wirksam wird. Es sind darin keine chemisch nachweisbaren Substanzen mehr enthalten, sondern die Idee, die dem Mineral oder dem Metall zugrunde liegt. Fast immer kommen bei der Zubereitung eines Bhasmas auch eine oder mehrere Pflanzen zum Einsatz. Der Aufwand ist enorm und viel Zeit und Geduld sind erforderlich. Im Westen ist die Kunst des geheimnisumwitterten Rasa Shastra kaum bekannt, wir verdanken es dem Engländer Andrew Mason, der bei hervorragenden Lehrern im Fernen Osten studiert hat, dass wir Einblick in diese ganz besondere Art der Herstellung erhalten. Damit Sie eine Vorstellung von dem Ablauf einer Bhasma-Herstellung bekommen, beschreibe ich mit der freundlichen Genehmigung von Andrew Mason hier die Zubereitung eines Türkis-Bhasmas; von ihm stammen auch die Aufnahmen.

> Der Aufwand ist enorm und viel Zeit und Geduld sind erforderlich.

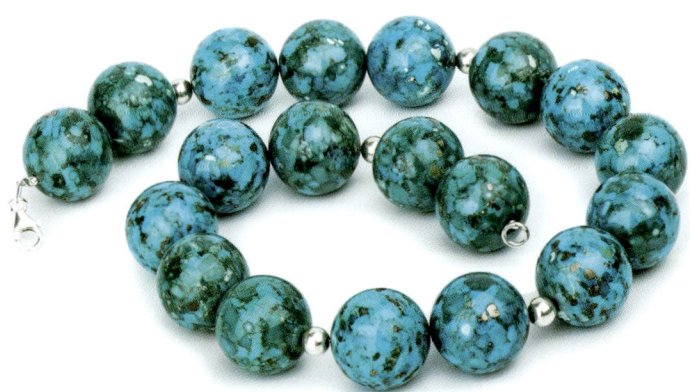

Eine wunderschöne Türkis-Perlen-Halskette

## Bereitung eines Türkis-Bhasmas

Das Türkis-Bhasma ist ein Gehirn- und Herztonikum, es verbessert die Sehkraft, stärkt die Verdauung, hilft bei Vergiftungen, Lernschwierigkeiten und wirkt allgemein verjüngend. Schon winzige Mengen genügen zur Einnahme.

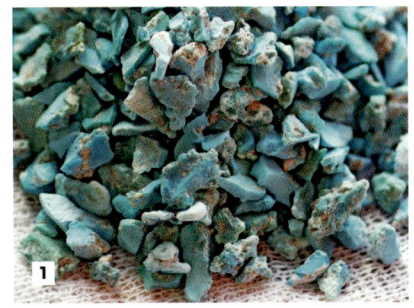

**Bei der Zubereitung sind zeitweise eine Schutzmaske und Latexhandschuhe zu tragen.**

Man benötigt:
› 100 g Türkis (sanskrit: *pirojaka*)
› 100 g gereinigten Schwefel
  (sanskrit: *gandhaka*)
› 20–30 Zitronen
› 1 Kidaram-Wurzel
  (*Amorphophallus paeoniifolius*)

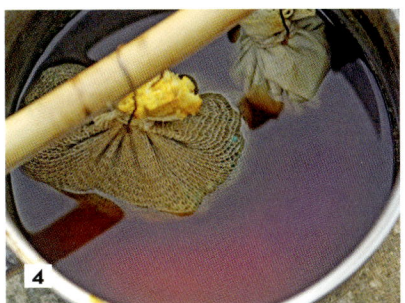

1. Den Türkis/*pirojaka* mit heißem Salzwasser (am besten Steinsalz) übergießen und 24 Stunden ruhen lassen.
2. Den Türkis trocknen und mit Hilfe eines Mörsers in kleine Stücke brechen, aber nicht pulverisieren.
3. Den Türkis in ein Stück Stoff aus Naturfasern geben und das Säckchen mit Kupferdraht verschließen.

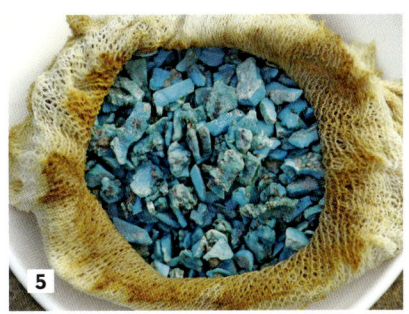

4. Das Säckchen in einen Sud aus dem gepressten Saft von 20–30 Zitronen hängen und zum Kochen bringen, dann drei Stunden sieden lassen und gegebenenfalls noch Zitronensaft hinzugeben.
5. Nach drei Stunden das Stoffsäckchen herausnehmen, den Türkis in warmem Wasser waschen und trocknen lassen.
6. Den Türkis in einem Eisenmörser zu feinem Staub zermahlen.

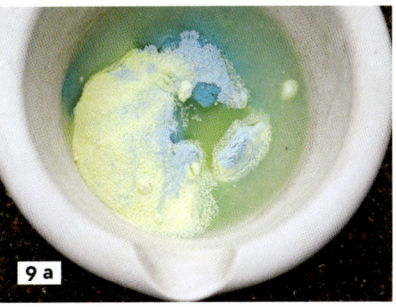

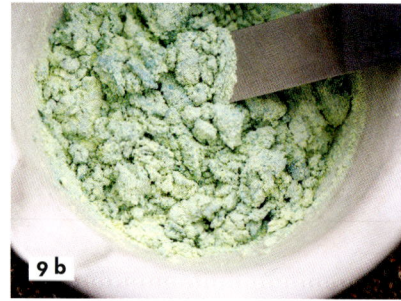

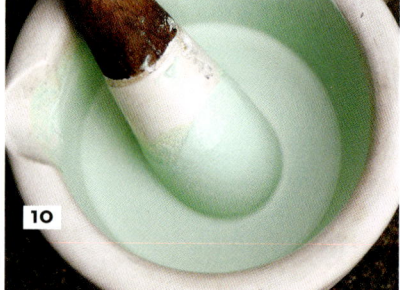

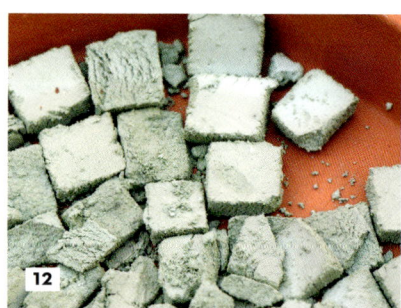

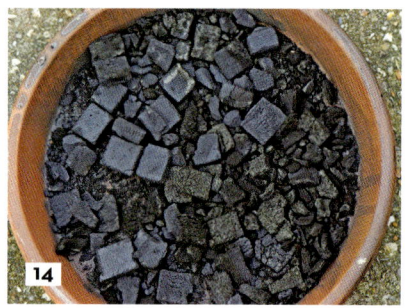

7. Durch ein großes Sieb geben, um gröbere Stücke zurückzubehalten.
8. Dann durch immer feinere Siebe geben, bis nur ganz feiner Türkisstaub zurückbleibt.
9. Nun die gleiche Menge an gereinigtem Schwefel/*gandhaka* hinzugeben. **Achtung, auf keinen Fall einfach Schwefel nehmen, er muss vorher entgiftet werden!** und so lange mittels eines kleinen Spachtels und etwas frischen Zitronensaftes *triturieren*, sanft verreiben, bis die beiden Zutaten vermischt sind.
10. Nachdem man etwa 30–40 Minuten ständig sanft verrieben hat, entsteht aus dem Türkis und dem Schwefel eine mintgrüne Paste.
11. Nach etwa einer Stunde des *Triturierens* kann die Paste an der Sonne getrocknet werden.
12. Nach dem Trocknen wird der Türkis in kleine, gleichmäßig große Stücke (sanskrit: *cakrika*) geschnitten und in einem Tontopf (sanskrit: *sharaava*), der mit Lehm und Stoffstreifen versiegelt wird, erhitzt.
13. Der *sharaava* verbleibt etwa 1,5 Stunden auf einer Gasflamme, wobei die Hitze nur langsam gesteigert wird (hierbei entwickeln sich giftige Dämpfe, deshalb im Freien arbeiten).
14. Das Ganze komplett abkühlen lassen, dann die Stoffstreifen und den Lehm entfernen und dabei darauf achten, dass der Inhalt nicht mit kleinen Teilchen verschmutzt wird, die *cakrika* sind nun wegen des zugefügten Schwefels dunkel geworden.
15. Die *cakrika* werden nun zu feinem Pulver gemörsert.
16. Frischen gefilterten Zitronensaft hinzugeben: Es bilden sich kleine Blasen und die Mischung

dehnt sich etwas aus, etwa für eine Stunde *triturieren*.

17. Die Masse ganz trocknen lassen und zu *cakrika* schneiden.

18. Die *cakrika* werden jetzt erneut in einen *sharaava* (Tontopf) gegeben und wieder mit Lehm und Stoffstreifen versiegelt.

19. Die zweite Feuerung benötigt eine Hitze von ca. 850 °C, die z. B. in einem Muffelofen erreicht werden kann.

20. Nach der zweiten Feuerung zeigt sich eine hellere und etwas andere Farbe.

21. Nochmals Zitronensaft zufügen, um anschließend die *cakrika* zu mörsern.

22. Der Türkis wird mit frisch gepresstem Zitronensaft eine Stunde lang *trituriert*.

23. Der Türkis wird nun zu einer teerartigen Masse und ist nach der Trocknung nur schwer in *cakrika* zu schneiden.

24. Die *cakrika* werden nun wieder in einem Tontopf wie oben beschrieben versiegelt und einer weiteren Feuerung ausgesetzt.

25. Nach dieser weiteren *gaja puta* zeigt der *pirojaka* eine signifikante Farbveränderung.

26. Der Türkis wird nun wieder für eine Stunde mit Zitronensaft *trituriert* und zu *cakrika* gemacht. Dieser Wechsel zwischen hohen Temperaturen und der Behandlung mit Zitronensaft hilft, die Struktur des Materials aufzubrechen.

Insgesamt braucht es 7–8 Feuerungen, um ein medizinisch brauchbares Bhasma zu erhalten.

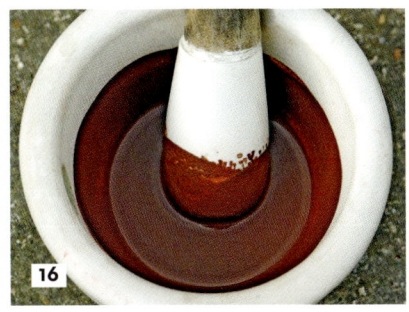

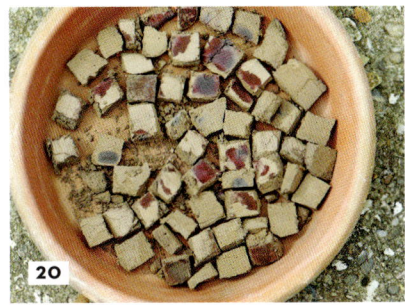

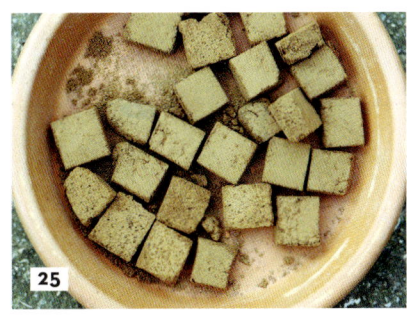

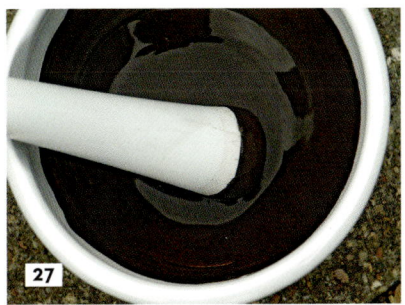

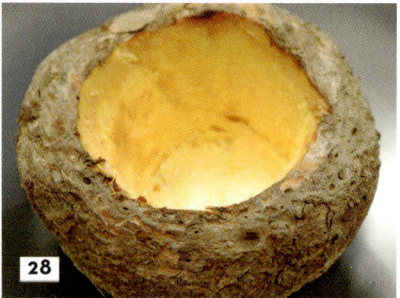

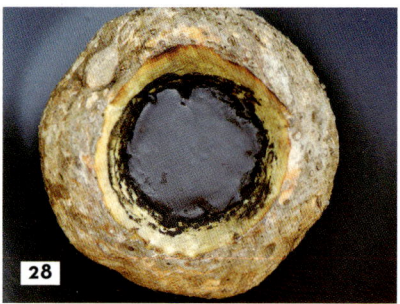

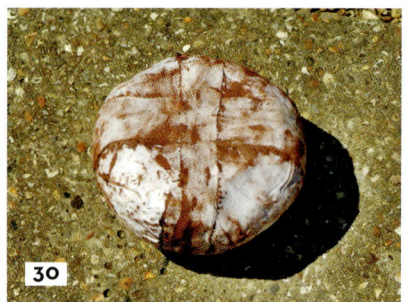

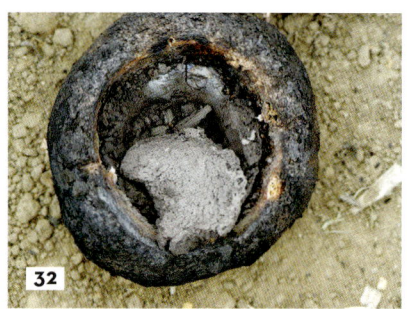

Hierauf wird noch ein weiterer Reinigungsprozess durchgeführt: *Amrita Karana*. Durch die Zugabe weiterer Zutaten wird die Heilkraft erhöht und eventuelle toxische Anteile für den Menschen eliminiert.

**27.** Die *cakrika* werden gemahlen und mit etwas Zitronensaft zu einer Paste vermischt.

**28.** Die Paste wird in eine Kidaram-Wurzel gefüllt, die vorher ausgehöhlt wurde.

**29.** Der ausgehobene Teil wird etwas zugeschnitten und als Abdeckung, eventuell mit Hilfe von kleinen Holzstäbchen, obenauf gegeben.

Anmerkung: Die Kidaram-Wurzel, die reich an Vitaminen und Mineralien ist, wird im Ayurverda vor allem bei Leberleiden und zur Entgiftung gebraucht. In einer Rasa-Präparation soll die Wurzel die giftigen Stoffe aufnehmen und über ihre Schale ausscheiden; diese werden dann bei der Feuerung verbrannt.

**30.** Die Wurzel wird in vier Lagen Stoff und Lehm gewickelt.

**31.** Nach dem Trocknen wird die Wurzel für etwa 1–2 Stunden im Feuer von etwa 25 getrockneten Kuhfladen (*kukkuta puta*) gebrannt.

**32.** Die Abdeckung wird entfernt und der *pirojaka* gesiebt, in Wasser vorsichtig gereinigt, getrocknet und anschließend, mit etwas Zitronensaft vermengt, für etwa eine Stunde zu einer Paste verrieben.

**33.** Ein letztes Mal wird *cakrika* hergestellt, in der Sonne getrocknet und gebrannt.

**34.** Der Türkis wird in einem Porzellanmörser etwa eine Stunde lang zu einem Bhasma gemahlen und anschließend in einem Glasbehälter aufbewahrt.

Das Bhasma kann in Milch oder Ghee (Butterschmalz) eingenommen oder in eine Creme eingearbeitet werden, wenn es auf die Haut aufgetragen werden sollte.

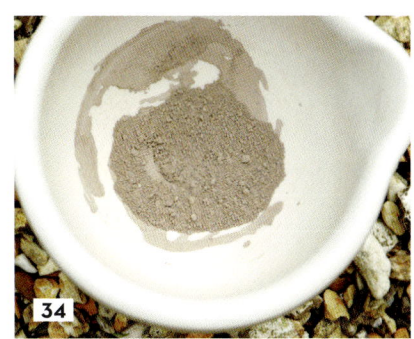

## Türkis-Bhasma mit grünen Walnüssen und Eukalyptus

Ein Türkis-Bhasma kann auch noch auf eine andere Art hergestellt werden, das Rezept stammt von dem österreichischen Alchemisten Peter Hochmeier:
Mit der Bereitung des Bhasmas sollte zur Zeit der Sommersonnenwende begonnen werden, denn zu dieser Zeit werden die noch grünen Walnüsse geerntet.

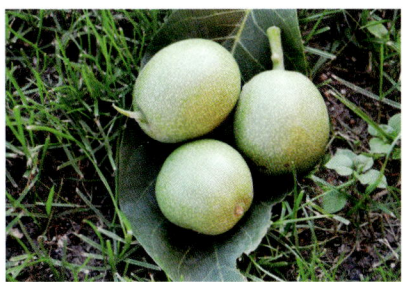

1. Der Türkis wird grob gestoßen, in ein Leinensäckchen gefüllt und zur Vorbereitung für ca. 3 Stunden in Zitronensaft gekocht, anschließend abgespült und getrocknet.
2. Die Nüsse werden ausgehöhlt und die Türkisteilchen in den Hohlraum gelegt. Die beiden Schnittflächen der Nüsse werden wieder zusammengefügt, so dass der Türkis wie in einem Ei eingebettet ist. Die Nüsse werden mit Stoffstreifen und Lehm versiegelt (7 Lagen) und getrocknet. Nun werden die Türkiseier zunächst sanft, später im stärkeren offenen Feuer kalziniert. Auskühlen lassen und vorsichtig öffnen.

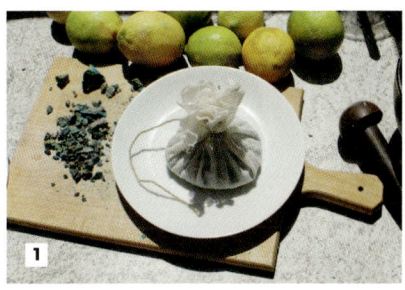

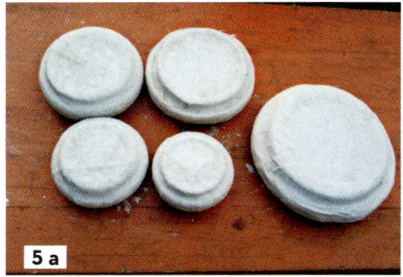

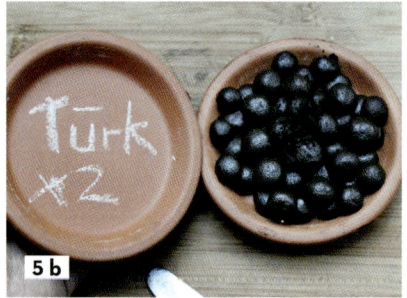

5 b

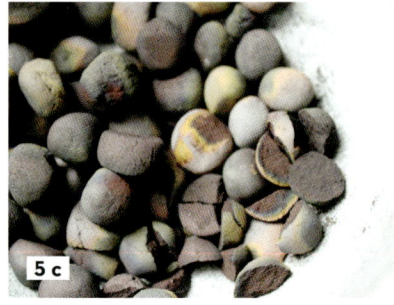

5 c

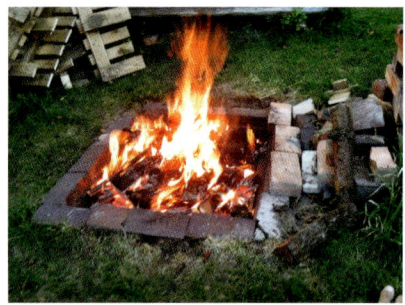

3. Anschließend ein starkes Dekokt (*Abkochung*) aus Eukalyptusblättern bereiten und mit einem Schuss hochprozentigem Alkohol in eine saubere Flasche füllen.
4. Der gepulverte Türkis wird nun mit dem Eukalyptus-Dekokt gut vermischt (*trituriert*), bis eine feine Paste entsteht.
5. Anschließend werden daraus etwa erbsengroße Pillen gerollt, diese getrocknet, in ein Tongefäß gegeben, das mit Stoffstreifen und Ton verschlossen wird (*verlutiert*).

Es sind mehrere (etwa 7–12) Kalzinationen im Feuer notwendig, damit ein sehr feines Bhasma entstehen kann. (Qualitätstest: Eine Prise des Bhasmas sollte auf der Wasseroberfläche schwimmen und auf der Zunge nach nichts schmecken.)

6. Zum Abschluss wird das Bhasma sehr fein gemörsert, eventuell nochmals mit Rosenwasser *trituriert*, getrocknet und dann in einem luftdichten Glas aufbewahrt.

Vom Bhasma genügen schon sehr kleine Mengen für die Einnahme. Im Allgemeinen wird ein Bhasma jedoch nicht für sich alleine eingenommen, sondern eine kleine Menge wird meist mit einer Kräutermixtur, die auf den Patienten abgestimmt ist, verabreicht. Bhasma und Kräutermixtur verstärken sich enorm in ihrer gegenseitigen Wirkung.

# Die Quintessenz des Türkises in der Alchemie

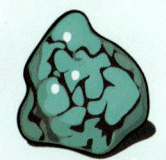

„Das ist kein Arzt, der das Unsichtbare nicht weiß,
das keinen Namen trägt, keine Materie hat und
doch seine Wirkung; nicht der Corpus ist die Arznei,
das wahre Arkanum ist unsichtbar.“

Paracelsus

Wir haben gesehen, wie aufwendig die Herstellung eines Türkis-Bhasmas in der Ayurvedischen Alchemie ist.

Wer sich in unseren Breiten noch nicht näher mit dem Begriff der Alchemie beschäftigt hat, hat häufig die etwas verschwommene Vorstellung von *Magie* oder irgendwelchen wunderlichen Gestalten, die obskure Gebräue mischen. Alchemie meint jedoch etwas ganz anderes als magische Praktiken, denn Alchemie ist Naturkunde: das Erkunden der Zusammenhänge in der Natur, das Veredeln der *natürlichen Dinge* auch zum Wohle, zum Heile des Menschen. Und so sind die Alchemisten in der Lage, aus den *natürlichen* Dingen hochwertigste Heilmittel herzustellen: nicht nur aus Pflanzen, sondern ebenso aus Edelsteinen und Metallen. Die unterschiedlichen Verfahren sind meist recht aufwendig, so dass heute nur noch eine geringe Anzahl von Personen und Unternehmen alchemistische Präparate herstellen, wie z. B. das kleine Schweizer Unternehmen *Aurora Pharma*, das die Mühen nicht scheut und u. a. auch aus dem Türkis die höchste Wirkeigenschaft, die sogenannte *Quintessenz* gewinnt.

> Alchemie ist Naturkunde: das Erkunden der Zusammenhänge in der Natur, das Veredeln der natürlichen Dinge auch zum Wohle, zum Heile des Menschen.

Über die Quintessenz sagt der renommierte Heilpraktiker und Dozent Christian Heimüller:

*„Die Quintessenz, das ‚fünfte Element‘, ist nichts anderes als die Wirkeigenschaft einer Substanz, geschieden vom Körper und den vier Elementen und damit entlassen aus dem Kerker der Körperlichkeit. Die Quintessenz steckt verborgen in jedem geschaffenen Ding oder Wesen und dient ihm als bestimmender, führender und schützender Wesensanteil. Obwohl ein geistiges Prinzip, lässt sich die Quintessenz dennoch alchymistisch als Substanz isolieren und damit als Medikament einsetzen: mit ihr wird die Flamme des Lebens erneuert, alle Überschüssigkeiten werden ausgeschieden und ein Übermaß jeglicher Elementarqualität wird ausgeglichen.“*

(Heimüller, Paracelsusmedizin)

Die Quintessenz<br>des Türkises<br>schützt<br>energetisch<br>vor negativen<br>Einflüssen und<br>Angriffen.

Die Quintessenz des Türkises schützt energetisch vor negativen Einflüssen und Angriffen, sie macht gelassen in schwierigen Lebenssituationen und wirkt auf körperlicher Ebene bei Übersäuerung sowie allgemein entgiftend und entzündungshemmend.

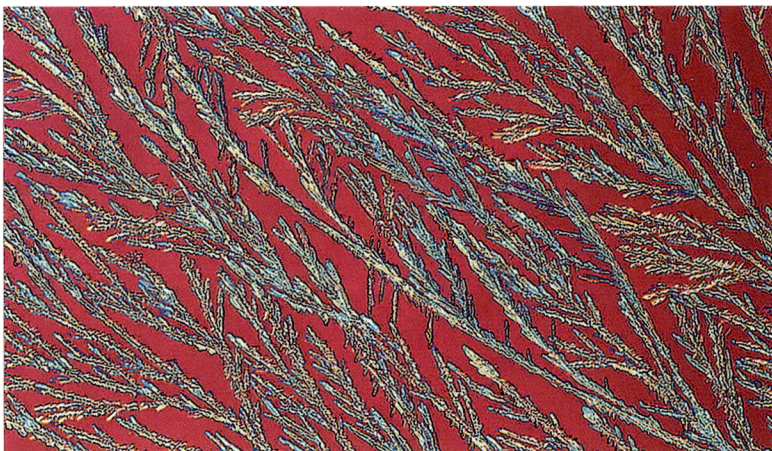

Kristallbild der Türkis-Quintessenz

# Der Türkis in der Homöopathie

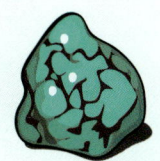

Wie die Mythologie und das Volkswissen,
so kann auch die Homöopathie die wahre Natur
der Dinge erfassen und uns einen Weg eröffnen,
wie wir den Geist oder die *anima* von
allen natürlichen Dingen berühren können.
Wenn wir es lernen, mit den Tieren, den Pflanzen und
den Steinen zu sprechen, die unsere Umgebung
ausmachen, dann sind sie nicht länger von uns getrennt
oder uns untergeben. Sie werden zu unseren Lehrern,
Freunden und Begleitern und jeder von ihnen kann uns
eine Geschichte erzählen.

Todd Rowe, The Desert World

Wir haben erfahren, dass in der Alchemie das *Geistartige* der Arznei heilt, nicht das Stoffliche. In dieser Tradition steht die Homöopathie. Der deutsche Arzt und Apotheker Samuel Hahnemann stellte Ende des 18. Jahrhunderts den Grundsatz auf: *Similia similibus curentur – Ähnliches möge durch Ähnliches geheilt werden.* Ihm ist es gelungen, eine Methode zu entwickeln, die Kräfte von belebten Wesen und unbelebten Dingen zu gewinnen, zu bewahren und sie zur Heilung von Mensch und Tier einzusetzen.

> In der Alchemie heilt das *Geistartige* der Arznei, nicht das Stoffliche.

Todd Rowe, amerikanischer Psychiater und Homöopath, leitet in Phoenix/USA das American Medical College of Homeopathy. Er ist wie kein anderer prädestiniert dafür, den Türkis in seiner homöopathischen Form zu untersuchen: Er lebt in dem Land, in dem der Türkis zu Hause ist. Er weiß aus Erfahrung, dass die Wüste zutiefst berühren und heilen kann. Und ebenso heilen die Pflanzen und Steine der Wüste.

Der Psychiater führte eine umfangreiche homöopathische Arznei-mittelprüfung am Desert Institute of Classical Homeopathy in Phoenix/Arizona im Jahre 2002 durch. 18 Probanden im Alter zwischen 18 und 65 Jahren nahmen Türkis in der C30 in einer Doppel-blindstudie ein.

Die Resultate waren verblüffend, bestätigten sie doch einerseits Eigenschaften, die schon lange dem Türkis nachgesagt werden, und brachten andererseits aber auch eine Überraschung für Rowe. Er machte drei zentrale Themen aus:

› **Verletzlichkeit**
› **Fülle/Reichtum**
› **Ernährung**

Das Thema **Verletzbarkeit**, **Schutz in Kämpfen** und bei **Stürzen** zieht sich durch die ganze Geschichte des Türkises. In der Studie tauchte das Thema Verwundbarkeit in verschiedenen Formen auf. Mehrere der Probanden verletzten sich während der Prüfphase, eine der Probandinnen stürzte von der Leiter und brach sich dabei mehrere Knochen, hatte jedoch während des Fallens das Gefühl, unverwundbar zu sein. Bei einer Reihe weiterer Probanden spielte die Verletzlichkeit eine Rolle, auch im übertragenen Sinne in Partnerschaftsbeziehungen und in Träumen. Ein Proband beschrieb seinen Traum so: *„Unverwundbarkeit: ich denke, dass alles und jedes möglich ist."*

Das zweite zentrale Thema enthielt **Reichtum**, **Exklusivität** und **Macht**, besonders auch in den Träumen der Probanden: Einige von ihnen hatten das Gefühl, dass Macht unverwundbar mache. Auf der anderen Seite stand bei einigen das Gefühl von Unfreiheit oder das, einer Minderheit anzugehören. In den Träumen erhielten die Probanden das ihnen Angebotene vielfach nur gegen Bezahlung.

Eine Überraschung für Rowe war das dritte Hauptthema: **Appetit,** **Ernährung** und **Essen.** Elf der 18 Probanden verloren an Gewicht während der Prüfung, und zwar zwischen drei und 21 Pfund, verbunden mit Appetitlosigkeit und schneller Sättigung, manchmal jedoch von Depressionen begleitet. Rowe hält es für möglich, dass Türkis in homöopathischer Zubereitung ein Mittel bei Fettleibigkeit sein könnte. Im Ayurveda und in der tibetischen Heilkunde wird dem Türkis hingegen seit alters her eine appetitfördernde Wirkung bescheinigt.

Es gab noch weitere Themen, die schon seit jeher mit dem Türkis in Verbindung stehen:

› **Sehvermögen**

Bei zwei Probanden verbesserte sich die Sehkraft und einige weitere hatten das Gefühl, dass sie ihre Brillengläser wechseln sollten. Türkis wurde bereits in der alten Heilkunde eingesetzt, um den Grauen Star zu behandeln oder das Sehvermögen allgemein zu verbessern.

› **Melancholie**

Depressionen, aber auch das Gegenteil, **Euphorie** wurden von einigen Probanden beschrieben. Es stellte sich die Frage, ob Türkis in homöopathischer Form ein Mittel für Manisch-Depressive sein könne. Der Türkis wird schon seit jeher wegen seines stimmungsaufhellenden Wesens geschätzt, gerade bei seelischen Problemen und Erkrankungen kommt sein Schutzcharakter zum Einsatz.

› **Schutz vor Fremdbestimmung**

Einige Probanden beschrieben ein Gefühl der Freiheit oder auch der Entspannung, des Loslassens. In der tibetischen Medizin bescheinigt man dem Türkis eine kühlende Natur, er wird bei Bluthochdruck, zur Blutreinigung und bei Leberleiden eingesetzt. Todd Row hält den Türkis in homöopathischer Verdünnung für ein mögliches Mittel bei Bluthochdruck.

Im Ayurveda und in der tibetischen Heilkunde wird dem Türkis hingegen seit alters her eine appetitfördernde Wirkung bescheinigt.

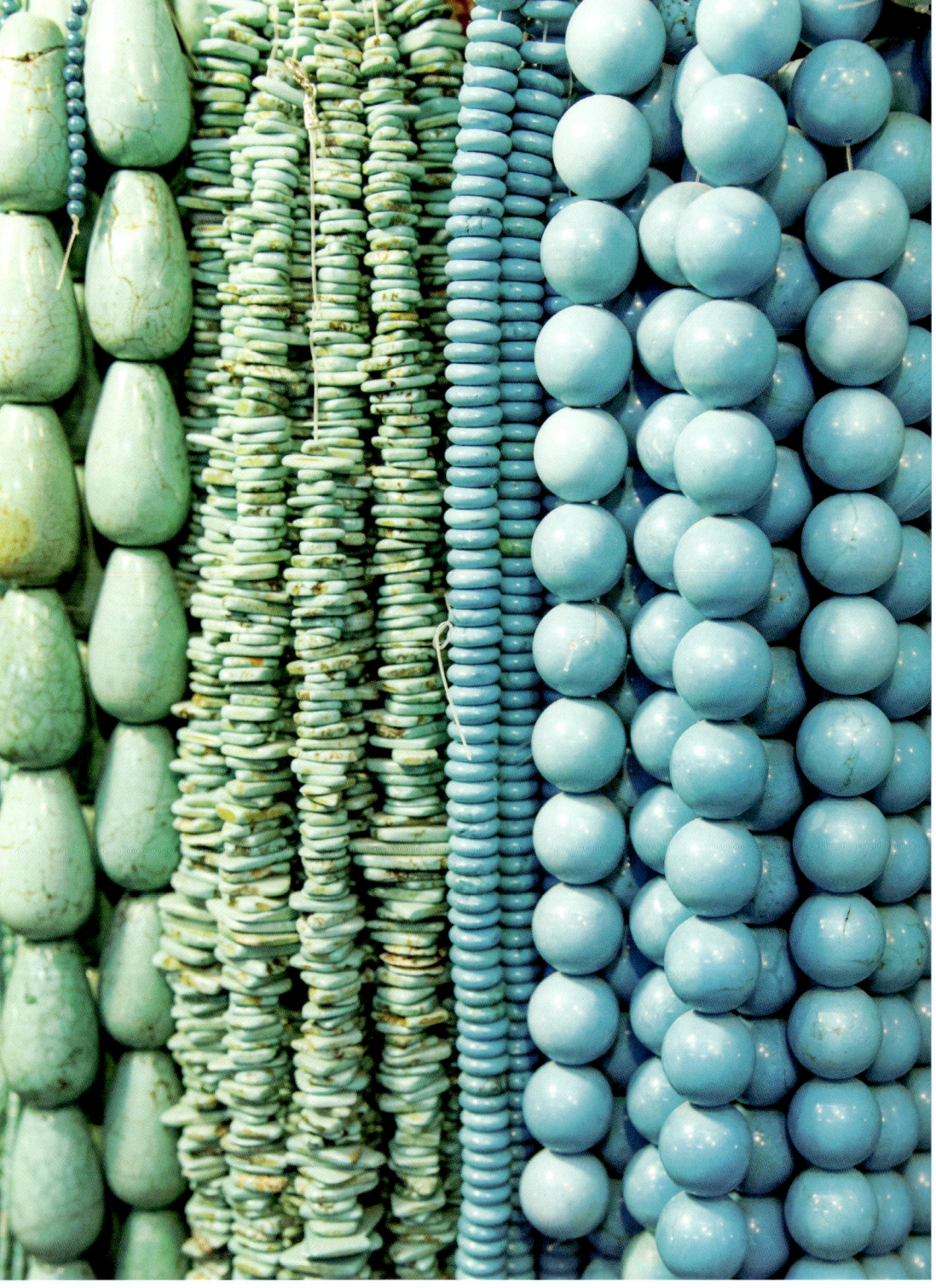

› **Wasser**

Wasser ist ein wichtiger Bestandteil vom Türkis. Das Thema Wasser kann man auch weiter ausdehnen: Mehrere Probanden verspürten einen vermehrten Harndrang nach Einnahme des Mittels. In der klassischen Heilkunde wird Türkis bei Nieren- und Blasenproblemen eingesetzt.

Die interessanten Ergebnisse von Rowes Untersuchung sind sehr nahe an den Erkenntnissen, welche die Menschen seit Jahrtausenden über den Türkis gewinnen konnten.

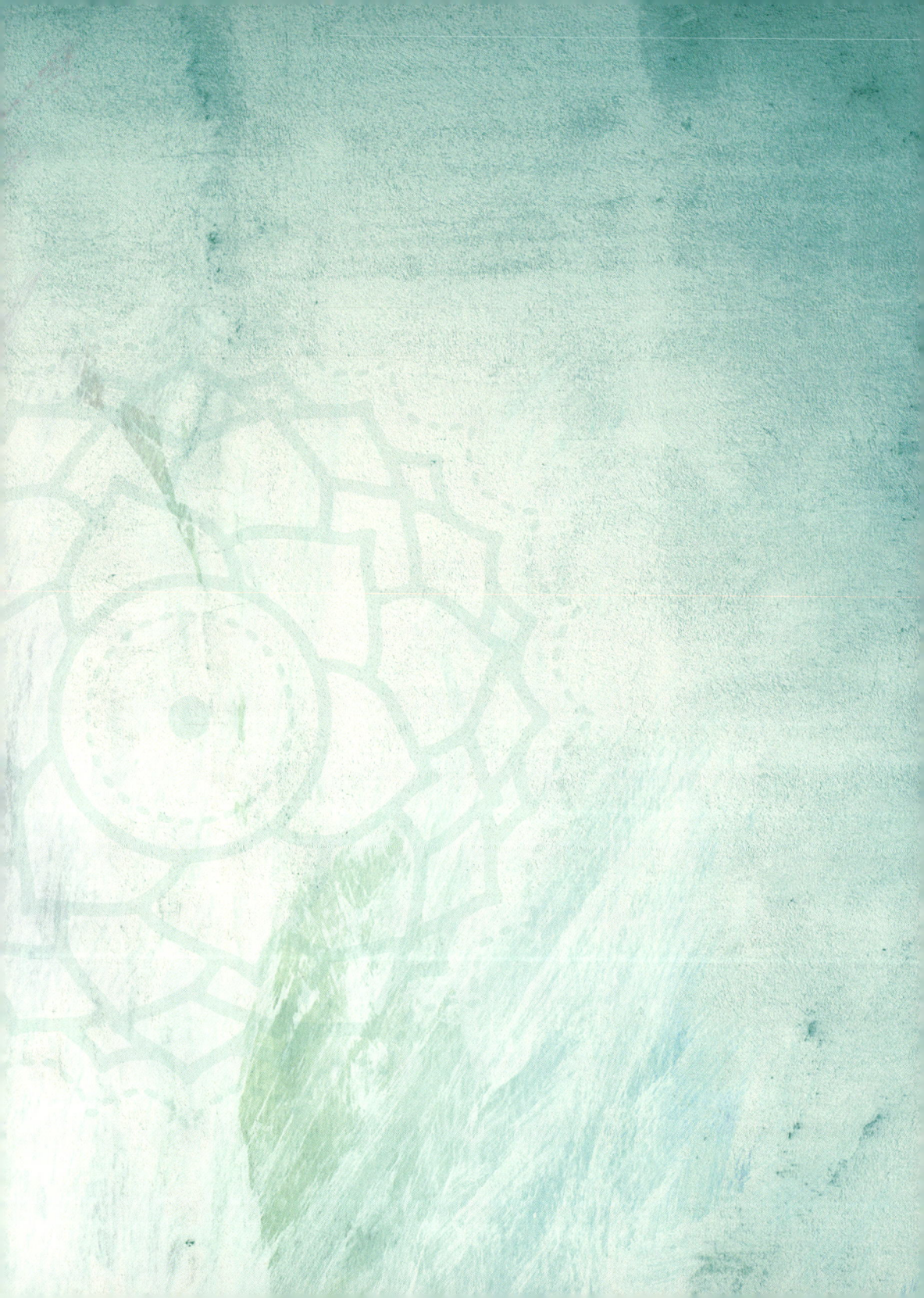

# DER TÜRKIS bei den Tibetern, den Indianern, den Sinti und Roma

Es gibt Völker, für die der Türkis ein heiliger Stein ist: Das ist vornehmlich im Tibet so, im Südwesten der USA und beim *fahrenden Volk*. Die Beziehung Mensch – Stein ist hier eine sehr alte und eine sehr intensive. Sinti und Roma haben das Wissen um den Türkis vermutlich aus Nordindien mitgebracht, von wo aus sie einst aufgebrochen sind.

## 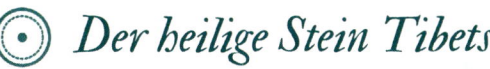 Der heilige Stein Tibets

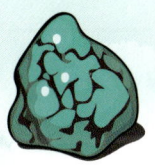

„Von allen wertvollen Gegenständen ist er der wertvollste.
Als Universalmittel schützt und heilt er."
Kagar Rinpoche, tibetischer Abt, über den Türkis

Denken wir an Tibet, so stellen wir uns meist ein abgelegenes, einsames Land auf dem Dach der Welt vor. So abgeschieden, wie es uns vielleicht erscheinen mag, war Tibet aber nicht, denn es bestanden aufgrund der geografischen Lage Verbindungen zu China, Indien und anderen asiatischen Reichen, was einen regen Austausch von medizinischem Wissen ermöglichte.

Der Türkis ist der Heilige Stein Tibets und allgegenwärtig: Seine Verehrung reicht bis weit in die Vergangenheit zurück. Die Farben der Steine, die aus Tibet stammen, sind eher grünlich oder grünlich-blau, rein blaue, wie sie im Iran oder im Südwesten der USA geborgen werden, sind selten.

Er gilt hier als **Stein des Himmels**, der auf die Erde gebracht wurde, ein Stein für rituelle Handlungen genauso wie ein Stein, der den Alltag begleitet. Schon kleine tibetische Kinder tragen ihn, damit sie vor dem Fallen geschützt sind. *G.yu* (sprich: *yu*) nennen ihn die Tibeter, in Shangschung, im heutigen Westtibet gelegen, nannte man ihn *ting-zhi*: *Wasser* oder *Wassereigenschaften*. Mitunter nennt man ihn auch *tshoro* (*mtsho-ro*), die *Essenz des Wassers*.

Schon kleine tibetische Kinder tragen ihn, damit sie vor dem Fallen geschützt sind.

In Tibet ist der Türkis nicht einfach ein Stein oder Edelstein, er ist ein Wesen, eine **Persönlichkeit**. Dieses Wesen steht in enger Beziehung zu seinem Besitzer. Nur wenn dieser ihn als fühlendes Wesen liebevoll behandelt, wird der Stein seine Farbe und seinen Glanz behalten. Türkis gilt als gleichbedeutend mit Wohlstand, Glück, Gesundheit.

Der Türkis ist ein Attribut vieler tibetischer Gottheiten.

Der Türkis ist ein Attribut vieler tibetischer Gottheiten, so wird der bedeutendste Gott von Shangschung, Ku-byi mang-ske, türkisblau dargestellt und einer der wichtigsten Berggötter des tibetischen Hochlandes, Nyenchen Thanglha, trägt türkisblaue Augenbrauen. Seine himmlische Residenz, die auch noch im Winter zartes Grün aufweist, umfliegen türkisgrüne Adler. Oft sind die Waffen von Göttern und mythischen Helden aus Türkis gefertigt oder mit Türkis geschmückt und es gibt Götter, die den Türkis auf ihrem Haupt tragen.

Türkis wurde, häufig in Verbindung mit Gold, den Göttern als Gabe dargebracht; Herrscher und wohlhabende Leute beschenkten Heilige und Lamas mit Türkisen. Die Throne und Umhänge der Könige und Lamas waren mit Gold und Türkisen geschmückt.

In heiligen Ritualen der Tibeter spielt der Türkis eine zentrale Rolle. Seit mindestens 1000 Jahren zählt er zu den fünf wertvollen Substanzen: Gold, Silber, Koralle, Perle und Türkis. Die Rituale dienten der Versöhnung der Götter, der Bitte um Glück und ein langes Leben und der Erlösung der Seele. Es ist überliefert, dass turbantragende Gshen-Priester (eine Priesterkaste der Bön-Religion) in der rechten Seite ihres Mundes Gold und in der linken Türkis trugen, um die Kraft und Gültigkeit ihrer Worte zu demonstrieren: Man nannte die Stücke auch dementsprechend Mund-Gold und Mund-Türkis. In alten Zeiten sollen wichtige Bön-Priester und Amtsträger Hörnerkronen aus Türkis auf dem Kopf getragen haben.

*In heiligen Ritualen der Tibeter spielt der Türkis eine zentrale Rolle.*

Auch im Tod begleitete der Türkis die Tibeter: So wurde in der tibetischen Hochebene Türkis in alten Gräbern gefunden. In den Begräbnisriten der Bön-Religion stellte man sich vor, dass das Opferlamm sich in wertvolle Materialien verwandeln würde, die Augen sollten dabei Türkisen ähneln.

In der Mythologie finden sich Schlösser aus Türkis, in denen Götter leben und viele heilige Tiere stehen in Verbindung zum Türkis: Es gibt türkisfarbene Drachen, Fische und Schlangen, Vögel und Eier sowie Pferde und Löwen mit türkisenen Mähnen. Einige Götter sollen aus türkisenen Eiern entstanden sein wie der berühmte Gott der Seen, Ma-pang g.yu-mtsho (Mapang Yumstho); auch die Tibeter selbst gehen laut Legende der schwarzköpfigen Menschen letztlich auf den Türkis zurück.

*Viele heilige Tiere stehen in Verbindung zum Türkis.*

Die folgende Geschichte stammt aus vorbuddhistischer Zeit (der Buddhismus kam im 8. Jahrhundert nach Tibet), als die Bön-Religion noch die vorherrschende Religion Tibets war. Es ließe sich viel über diesen Schöpfungsmythos nachdenken, über das Welten-ei, über die Polarität der Welt, über die Rolle der Edelsteine bei der Welterschaffung. Für uns ist vor allem der Türkis in dieser Legende von Bedeutung: Der Weltengott selbst, der Schöpfer des Universums und Herr über die Lebewesen, Sango Bumtri, legt sich das kostbars-te der Metalle und den kostbarsten der Edelsteine, Gold und Türkis, zur Rechten, dann spricht er ein Wunschgebet und so können ein Gold-Berg und ein Türkis-Tal entstehen; aus diesen entwickeln sich schließlich die schwarzköpfigen Menschen, wie sich die Tibeter selbst nennen. Die Tibeter stehen also in ganz enger Verbindung zu Gold und Türkis, ja letztlich stammen sie davon ab.

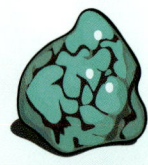

### Legende von der Entstehung der Menschenähnlichen

Am Anfang war das Nichts. Dann entstanden Nacht und Tag, Dun-kelheit und Helligkeit. Reif und Tau vereinigten sich, daraus wurde ein See mit einer glatten Oberfläche, der sich zu einem Ei formte. Aus dem Ei schlüpften ein schwarzer und ein weißer Vogel. Nach-dem sich die beiden vereinigt hatten, entstanden drei Eier.

Ein weißes, ein schwarzes und ein weiß-schwarzes. Aus dem weißen Ei schlüpften die dem Menschen wohlgesonnenen Götter. Aus dem schwarzen Ei schlüpften die dunklen Mächte.

Als das scheckige Ei aufging, kam der *Wunschmann* heraus. Er hat-te keine Sinne und keine Gliedmaßen, nur einen Geist zum Denken. Sein Name war *Weltgott* Sangpo Bumtri. Der Weltgott legte sich zur Rechten Gold und einen Türkis und sprach ein Wunschgebet, wor-auf ein Gold-Berg und ein Türkis-Tal entstanden. Das ganze Men-schengeschlecht entstand daraus.

(Gruschke, Mythen und Legenden 1996)

Besondere Türkise erhielten eigene Namen, wie Lha gyu od-lan (der strahlende Göttertürkis) und Lha gyu dkar-po (der weiße Göttertürkis), die in der *Geschichte der Könige von Ladakh* erwähnt werden und zusammen mit 13 weiteren Türkisen aus Gu-ge/Westtibet stammen.

Vom König Du-srong mang-po, der Anfang des 8. Jahrhunderts regierte, ist überliefert, dass er den größten bis dahin gefundenen Türkis auf dem Gipfel des Berges Tag-tse, einige Kilometer nördlich von Lhasa gelegen, gefunden habe.

Es gibt einen Türkis-Berg, ein Türkis-Tal und mehrere Türkis-Seen, der wichtigste heißt Manasarovar.

In Spiti (= *das mittlere Land*, zwischen Tibet und Indien gelegen), das heute zu dem indischen Bundesstaat Himachal Pradesh gehört, hieß das Vergissmeinnicht *yu-zung men-tog*, übersetzt bedeutet dies: d*ie Blumen, deren Essenz der Türkis ist.*

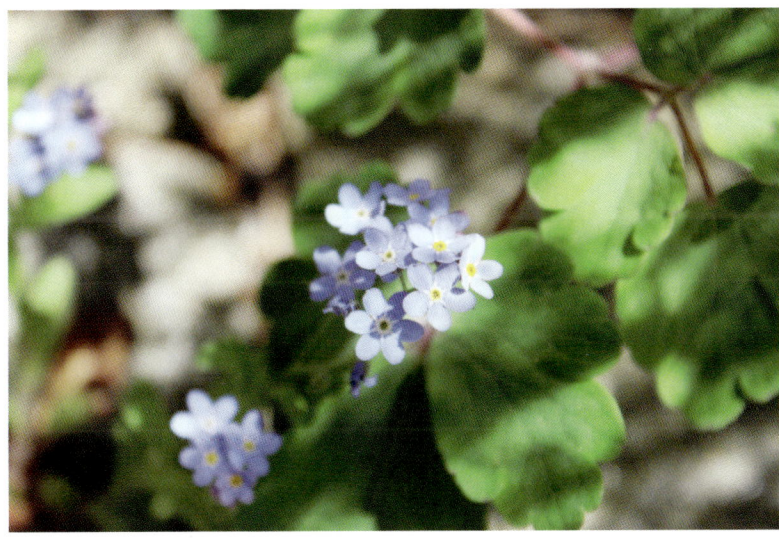

Vergissmeinnicht,
die Pflanze mit der Seele des Türkises

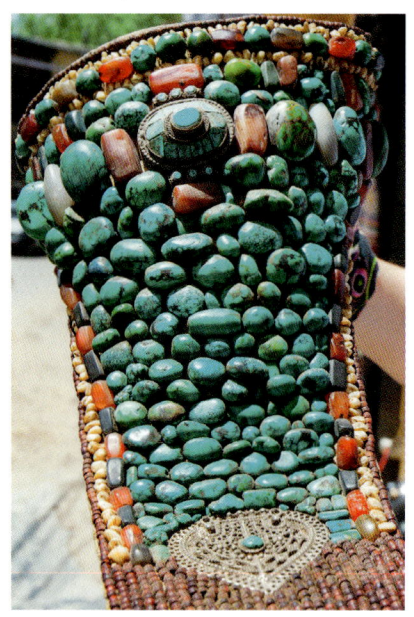

Traditioneller tibetanischer Haarschmuck mit Türkisen Ladakh Zanskar.

Der Stein war nicht nur den Mächtigen und Reichen vorbehalten: Auch die einfachen Hirten und Bauern trugen Kopfschmuck, der mit Türkisen ausgestattet war. Jede Region hatte ihre eigene Art des Schmuckes und eigene Bezeichnungen für ihn.

Die Tibeter tragen den Türkis oft auch in einem Beutel um den Hals, mitunter auch auf dem Scheitel-Chakra oder flechten ihn ins Haar. Gebetsrollen und sogar Alltagsgegenstände werden mit Türkis geschmückt.

Der Stein wird in seinem natürlichen Zustand belassen und nicht behandelt, da er ansonsten seine Kraft verliert; und nur unbehandelt ist er in der Lage, den Gesundheitszustand des Trägers anzuzeigen: Erkrankt oder altert der Besitzer, so wird der Türkis blasser oder grünlicher, verstirbt er, verliert er seine Farbe. Geht er aber in den Besitz eines Gesunden über, so erlangt er sowohl seine Schönheit als auch seine Heilkräfte wieder.

Der Türkis will mit Sorgfalt und Liebe behandelt werden, denn er ist ein lebender Stein, ein fühlendes Wesen. Es wird ihm auch die schöne Eigenschaft nachgesagt, dass er, so man ihn mit *liebender Hand* verschenkt, sowohl dem Beschenkten als auch dem

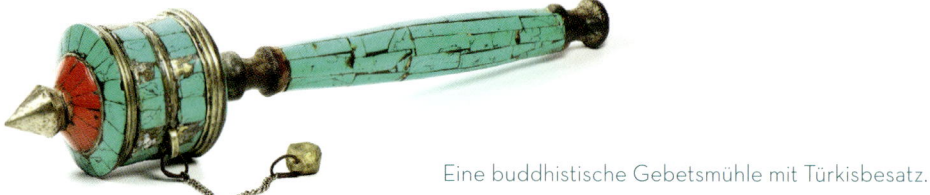

Eine buddhistische Gebetsmühle mit Türkisbesatz.

Schenkenden Glück und Gesundheit beschert, und wird er von Liebenden verschenkt, behält er seine Farbe, solange die Liebe andauert.

Das an Legenden so reiche Land kennt über Yuthog Yonten Gonpo den Älteren, der einer berühmten Heilerfamilie entstammte und als Verkörperung des Medizin-Buddhas gilt, eine schöne Geschichte, in der der Türkis eine tragende Rolle spielt: er ist ein Geschenk der Götter an den großen Heilkundigen. Berührend auch die Metapher, die das schützende Wesen des Türkises beschreibt: ein Dach aus Türkis:

### Yuthog, der mit dem Türkisschirm
(überliefert, von Frau Beutel übersetzt)

*Eines Tages kam ein Mädchen zu Yuthog Yonten Gonpo dem Älteren, bot ihm Edelsteine an und bat ihn, ihre Schwester zu untersuchen. Auf die Frage, wer sie sei, antwortete sie, sie sei ein Naga-Mädchen (Nagas sind in der indischen und tibetischen Mythologie Schlangengottheiten oder Schlangenwesen), ihre Schwester sei krank und er möge doch zur ihrem Haus kommen. Yuthog meinte, er könne keine Nagas heilen, sie aber sagte: „So wie Dein Großvater, so kannst auch Du alle Lebewesen heilen. Bitte komm und behandle unsere Schwester." Auf die Frage Yuthogs, wie er hinkäme, zeigte ihm das Mädchen einen Spiegel und schon gelangten sie durch ihn sofort ins Reich der Nagas. Hier nun sah er das sehr kranke Mädchen. Yuthog sah sofort den Grund ihrer Erkrankung: Menschen hatten das Wasser verschmutzt und so die Nagas krankgemacht. Er besprühte sie mit Safranwasser, verabreichte ihr Medizin und führte einige Rituale durch. Nach seiner Behandlung war das Mädchen geheilt. Aus Dankbarkeit schenkte sie ihm einen besonderen Türkisschirm und ihre Schwester schenkte ihm ein Vajra (= buddhistisches Ritualobjekt) und viele wertvolle Edelsteine. Als Yuthog wieder zu den Menschen zurückkehrte, benutzte er oft seinen Türkisschirm und wurde so bekannt als „**Yuthog mit dem Türkisschirm**".*

Der Türkis ist ein lebender Stein, ein fühlendes Wesen.

# Der Türkis als Hüter der Seele

So ein ganz besonderer Türkis, layu (bla-g.yu) oder lado, gilt als Hüter der Seele.

Als eigenständiges Wesen kann der Türkis sehr eng mit der Seele seines Besitzers verbunden sein. So ein ganz besonderer Türkis, *layu* (*bla-g.yu*) oder *lado*, gilt als Hüter der Seele. Man trägt diesen Hüter um den Hals oder verwahrt ihn auf dem Hausaltar. In einigen alten layus finden sich kleine Silber- oder Goldstiftchen, die in den Stein eingefügt wurden. Wenn ein persönlicher Türkis verblasste und seine Farbe verlor oder stark nachdunkelte, sah man darin ein Zeichen für eine Erkrankung des Besitzers.

In Ritualen kann der Türkis zum Repräsentanten der Seele werden. Er nimmt dann den Sitz der Schattenseele *La* (oder *Bla*) ein, die zwar eng mit dem Körper verbunden ist, jedoch durch einen Schrecken oder Schock entweichen kann und dann umherirrt oder von Dämonen besetzt wird. Häufig geschieht dies über den kleinen Finger. Für den Menschen bedeutet das Krankheit oder vielleicht sogar den Tod. *La* kann mit Hilfe eines Lamas oder Heilers zurückgeholt werden. Bestimmte Rituale sind notwendig, in denen der Türkis vorübergehend zum Stellvertreter der Seele wird.

Karma, ein Nomade aus Tibet, der den französischen Ethnologen Corneille Jest auf einer Pilgerreise Anfang der Sechzigerjahre des letzten Jahrhunderts begleitete, erklärte den Ablauf eines solchen Rituales so:

*Ein Heiler wurde zu einer erkrankten Frau gerufen. Ein Feuer wurde mit drei Fladen Yakdung entzündet und der Heiler stellte darauf einen Kochtopf aus Kupfer; dann goss er reines, von den Gottheiten der Quellen und Unterwelt gesegnetes Wasser hinein, sowie etwas Milch einer blauhaarigen Ziege. Der Heiler legte nun den Türkis der kranken Frau auf den Grund und bedeckte den Kupfertopf mit einem weißen Seidentuch. Die Götter ergriffen Besitz vom Heiler und der*

*Helfer des Heilers holte den Türkis aus dem Topf. Er wickelte ihn in einen Teig aus gerösteten Gerstenkörnern (Tsampa), gab ihn der Kranken, und diese schleuderte ihn mit einer „neunäugigen Schleuder", die den Nomaden zur Jagd und zum Hüten der Schafe dient, weit von sich. Der Heiler, der sich in Trance befand, ließ den Türkis mittels Zauberkräften wieder zurückkehren und sein Helfer holte ihn kurz darauf aus dem Topf. Wäre es dem Heiler nicht gelungen, den Türkis zurückzuholen, so wäre die Kranke gestorben. „Das ist die Kraft des Türkis des Lebens", sagt der Nomade Karma.*

(Jest Corneille, Karma, der Geschichtenerzähler 2000)

Ein anderes seltenes Beispiel eines überlieferten Rituals aus dem 18. Jahrhundert erklärt, wie ein Lama die Seele eines schwer erkrankten Menschen wieder zurückholen kann. Dafür ist es notwendig, die Dämonen mittels Geisterfallen aus Stöckchen und Schnüren zu fangen. Die Dämonen sollen verwirrt werden: Dazu wird eine Ersatzfigur des Patienten aus Lehm, der zusätzlich mit dem Waschwasser oder dem Urin des Patienten vermischt wurde, hergestellt, damit er nach dem Patienten rieche. Um die kleine Lehmfigur werden Kleidungsstücke des Patienten gelegt. Nun gilt es die Dämonen anzulocken: Dazu breitet man allerlei Köstlichkeiten und Leckereien aus. Der Lama nimmt ein frisch geschnittenes Schafsbein und legt in dessen Kniegelenk einen Türkis. Gebete der Ritualteilnehmer, Mantras, Mudras und Opfergaben für die Schutzgötter sollen den Lama dabei unterstützen, die Seele des Patienten zurückzuholen. Der Patient isst dann etwas Erde vom Ort des Erschreckens. Man gibt ihm dazu etwas von dem Schaffleisch, legt ihm den Türkis an (denn in beiden wohnt die Seele) und kleidet ihn in die zuvor ausgelegten Kleider.

Die kleine Ersatzfigur, die man den Dämonen anbietet, damit sie die Seele des Erkrankten freilässt, wird schließlich an eine weit entlegene Kreuzung, an der viele Dämonen hausen, getragen.

## Manasarovar – der unbesiegbare Türkis-See

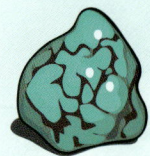

„Wie der Tau von der Morgensonne getrocknet wird,
so werden auch die Sünden der Welt
bei ihrem Anblick aufgehoben."

aus den vedischen Schriften über den heiligen Berg Kailash
und den Manasarovar

Wer Bilder mit dem heiligen Berg Kailash im Hintergrund sieht,
kann sich der Faszination dieses Anblickes nicht entziehen. Wie be-
eindruckend muss erst eine Reise auf das Dach der Welt zu dieser
abgeschiedenen, schwer zugänglichen Region im Südwesten Tibets
sein.

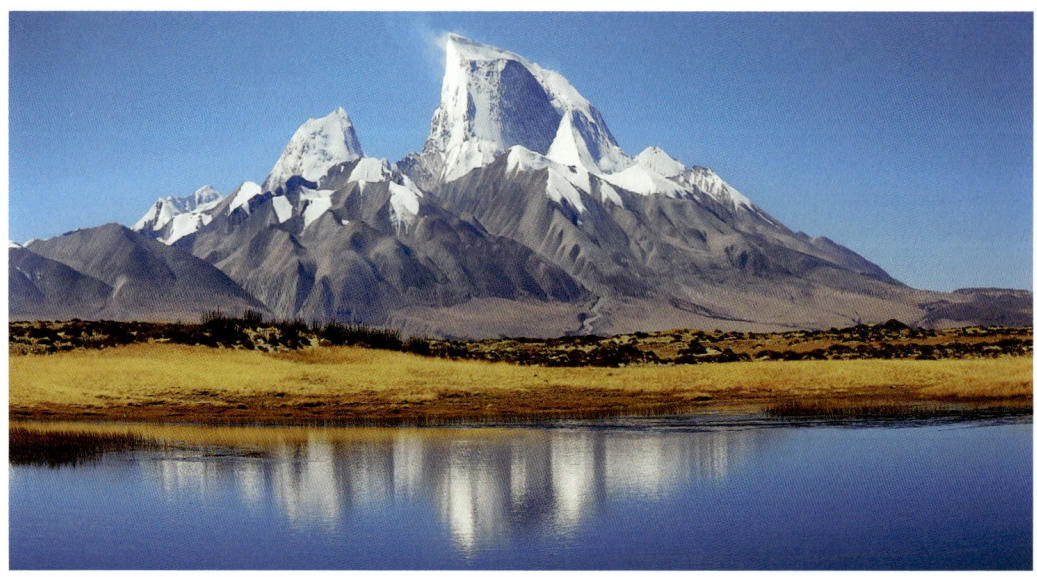

Der Türkis-See liegt über 4500 m über dem Meeresspiegel
und gehört damit zu den höchstgelegenen Seen der Welt.

Berg und See – beide gehören zu den heiligsten Orten Asiens und sind Pilgerorte für viele Gläubige, nicht nur für Hindus und Buddhisten. Hier berühren sich Himmel, Erde und Wasser. Auch vom Türkis sagt man, dass er Himmel, Erde und Wasser verbindet.

Bei den Hindus, bei den Buddhisten und in der Bön-Religion ranken sich viele schöne Legenden um den heiligen Manasarovar. Nach einem Mythos gingen aus dem kosmischen Ur-Ei weitere 18 Eier hervor; aus einem dieser Eier entstanden die Menschen; aus dem Türkis-Ei entstand Mapham (tib.: ma pham g.yu mtsho), der unbesiegbare Türkissee. Nach alten buddhistischen Legenden ist er der König aller heiligen Seen der Welt.

**Der See besitzt die acht Eigenschaften perfekten Wassers:** kühl, süß, leicht, weich, klar, rein, weder Hals noch Magen reizend. Das Baden im See oder das Trinken des Wassers soll die Seele von den fünf Giften reinigen: Habgier, Ärger, Dummheit, Faulheit und Eifersucht. Es soll heilende Wirkung auf den Körper haben und lebensverlängernd wirken. Denjenigen, die das Karma dafür besitzen, bringt er Erleuchtung.

**Die Unberührtheit des Manasarovars wird bewahrt:** Kein Schiff darf ihn befahren, kein Mensch Fische aus ihm angeln. Im See wohnt eine Gottheit: der Drachenkönig des Reichtums. Sein Palast befindet sich im See, der Gott bewahrt hier seine Schätze auf.

## Tibetische Medizin

Die *Vier Tantras*, das große medizinische Werk, das 1600 Krankheiten klassifiziert, 2993 Zutaten beschreibt und heute noch als Standardlehrwerk dient, erwähnt auch den Türkis oft. Die Tibetische Medizin schätzt den Türkis als Heilmittel in hohem Maße und seine Anwendungen sind vielfältig. Dazu zählen das Betrachten oder das Auflegen des Türkises bis hin zu sehr aufwendig alchemistisch zubereiteten Pillen. Der Türkis gilt als von kalter Natur und wird bei Vergiftungen aller Art, zur Blutreinigung, bei Fieber und Leberleiden eingesetzt.

In den *Vier Tantras* werden zwei Qualitäten des Türkises, eine höhere und eine normale unterschieden.

**Herausragende Qualität:**
› *drug.dkar*: hellblau und weißlich, mit großem Glanz
› *drug.dmar*: blau und rötlich, mit großem Glanz und makellos (Anm: rötlich meint vermutlich eine eisenoxidhaltige Matrix)
› *sbyad*: übertrifft die beiden ersten noch an Glanz

**Normale Qualität:** Die beiden normalen Qualitäten ähneln den oben genannten *drug.dkar* und *dgrud.dmar*

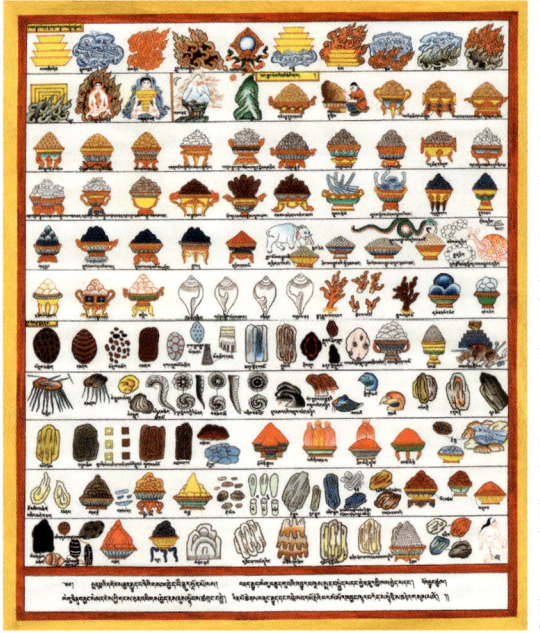

Medizin-Thangka Edelsteine und Mineralien

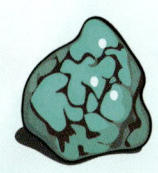

*„Sie beseitigen die Gifte und Hitze in der Leber",*
heißt es im Tantra.

Die Tibetischen Mediziner sind Meister in der Herstellung hochwertigster Heilmittel, sie beherrschen die Kunst, Metalle und Mineralien zu entgiften und das Heilsame aus ihnen zu gewinnen. Im Men-Tsee-Khan Institut wird Gold beispielsweise 54 Stunden, Silber 10 Stunden in einem luftdichten Behälter gebrannt. Hier ist man sogar in der Lage, das hochgiftige Quecksilber für den menschlichen Körper in ein heilsames Mittel zu verwandeln. Kräuter werden häufig zu einem Brei mit einer ganz bestimmten Konsistenz gekocht, um ihre Wirksamkeit zu steigern. Anschließend wird der Brei gefiltert und der Saft abgedampft, die verbliebene Masse dient als Bestandteil für die weitere Arzneimittelherstellung.

## Die Tibetischen Juwelenpillen – Kostbarkeiten für die Gesundheit

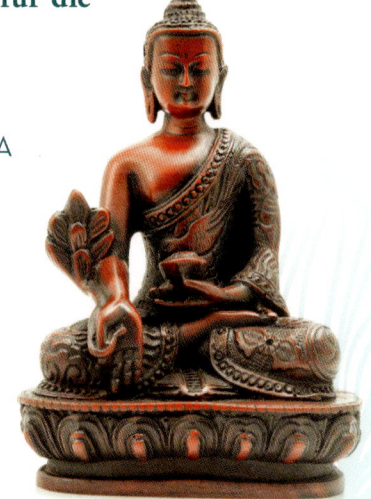

TADYATHA AUM BHAISHIJYA
BHAISHIJYA MAHA BHAISHIJYA RAJA SA-MUD
GA-TE SVAHA

„Mögen all die vielen Lebewesen,die krank sind,
schnell von ihrer Krankheit erlöst sein.
Und mögen all die Krankheiten dieser Wesen
niemals wieder auftreten."
Mantra des Medizin-Buddhas

Bhaisajyaguru, der Medizin-Buddha

Die
*Juwelenpillen*
zählen in
jeder Hinsicht
zu den
kostbarsten
Heilmitteln.

Der Name *Juwelenpillen* hat einen magischen Klang. Und in der Tat zählen diese Pillen in jeder Hinsicht zu den kostbarsten Heilmitteln: Sie enthalten bis zu 165 verschiedene Bestandteile, außer ausgewählten Kräutern auch Gold, Silber, Safran, Rubin, Diamantenstaub – und nicht zuletzt den Türkis. Sie werden zur Behandlung spezieller Krankheiten, aber auch vorbeugend zur Gesunderhaltung und Stärkung des Immunsystems eingenommen.

Ihre Herstellung unterliegt einer aufwendigen, langwierigen Prozedur, die bis zu einige Monate dauern kann und nur auserwählten Heilern bekannt und vorbehalten ist.

Damit Metalle und Edelsteine für den menschlichen Körper nicht schädlich sind, müssen sie einem Reinigungs- und Entgiftungsprozess unterzogen werden. Die Pillen werden im indischen Men-Tsee-Khan-Institut in Dharamsala, das unter dem Patronat des Dalai Lama steht, sowie in kleineren Manufakturen in Tibet hergestellt. Im Man-Tsee-Khan arbeitet man ausschließlich nach alten Rezepten.

Originalpillen
aus dem
Men-Tsee-
Khan-Institut
sind einzeln in
Seidenpapier
verpackt
und die
Verpackung
trägt ein
Hologramm-
siegel.

Die Pillen werden nur vor Ort und an ausgesuchte Heiler verkauft. Mitunter gelangen sie auch in den weiteren Verkauf, z. B. über das Internet in den Westen; man sollte sich jedoch vor Fälschungen in Acht nehmen. Originalpillen aus dem Men-Tsee-Khan-Institut sind einzeln in Seidenpapier verpackt und die Verpackung trägt ein Hologrammsiegel.

Es sind nicht alle Zutaten der einzelnen Pillen offiziell gegeben, deshalb habe ich nur die vom Men-Tsee-Khan angegebenen aufgeführt. Nicht bei allen ist der Türkis angegeben, was nicht zwangsläufig heißen muss, dass er nicht enthalten ist. Vorgestellt sind hier die, bei denen Türkis mit ausgewiesen ist.

## 1. RINCHEN DRANGJOR RILNAG CHENMO,
### die *Wertvolle Schwarze Pille*

Diese schwarze Juwelenpille ist von kalter Natur und enthält 140 Bestandteile, darunter kalziniertes Pulver von Gold, Silber, Kupfer, Eisen, Saphir, Smaragd, Rubin, Diamant und Türkis. An Kräutern sind u. a. zu nennen: Safran, Muskatnuss, indische Kermesbeere, Chebulische Myrobalane. In der Pille ist auch das berühmte Tsothel enthalten; Tsothel wird im Men-Tsee-Khan nur in sehr großen Abständen unter hohem Zeit- und Personalaufwand hergestellt, zuletzt 2011. Es handelt sich um Quecksilber, das mehrere Entgiftungsprozesse durchlaufen hat.

*Diese schwarze Juwelenpille ist von kalter Natur.*

**RINCHEN DRANGJOR RILNAG CHENMO gilt als hervorragendes Tonikum für Gesunde, wirkt verjüngend, stärkt Nerven und Knochen und wird als Aphrodisiakum verwendet.**

Die Pille hilft bei vielen Leiden, ist besonders wirksam bei Lebensmittel- und chemischen Vergiftungen sowie bei chronischen Krankheiten. Sie kann u. a. gegeben werden bei bösartigen Tumoren, ansteckenden Krankheiten, Schwächezuständen, chronischem Fieber und Koliken und sie reinigt die wichtigen Organsysteme des Körpers.

**Safran** ist eine wichtige Zutat in der *Wertvollen Schwarzen Pille*. Safran stärkt das Herz und den Magen und wirkt depressiven Stimmungsschwankungen entgegen.

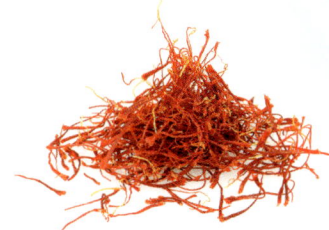

**Rubin**, **Saphir** und **Smaragd** – die drei großen Steine der östlichen Heilkunst sind Bestand der Pille. Ihr Wirkspektrum ist sehr weitreichend, es können hier nur einige Hauptindikationen beschrieben werden:

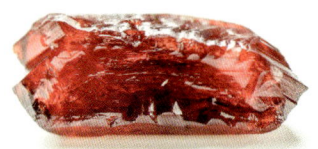

Der **Rubin** ist ein Stein der Sonne, er stärkt das Herz im weitesten Sinne, gilt als Herztonikum, verbessert die Blutzirkulation und verhilft dem Menschen zu mehr Nervenkraft. Er vertreibt dunkle Gedanken und wird traditionell von den Heilkundigen bei Depressionen und Melancholie angewandt.

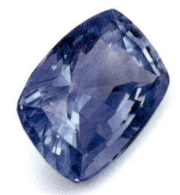

Der **blaue Saphir** ist ein Stein des Saturn und wird bei saturnalen Krankheiten eingesetzt: Erkrankungen der Milz und der Knochen. Er gilt als *Mittel des Kopfes*, findet Verwendung bei Knochenerkrankungen des Schädels genauso wie bei Kopfhauterkrankungen. Man sagt ihm nach, dass er bei Traurigkeit und Schwermut hilft sowie tiefsinnige Gedanken ermöglicht.

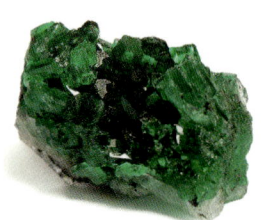

Der **Smaragd** ist ein Stein Merkurs: Er verbessert die Intelligenz und das Sprachvermögen, macht geistig beweglich und stärkt das Nervenkostüm. Auch ist er ein Stein für all diejenigen, die ihre Stimme stark beanspruchen: Redner und Sänger. Er wird eingesetzt bei Vergiftungen, Atemproblemen und bei Fieber. In der Heilkunst der Inder und Perser zählt er zu den wichtigsten Steinen.

## 2. RINCHEN RATNA SAMPHEL, auch MUTIK 7, die *Wertvolle Wunscherfüllende Pille*

Diese Juwelenpille besteht aus 70 Zutaten und enthält u. a. kalzinierte und pulverisierte Perlen, Korallen, Türkis und Lapislazuli, außerdem Gold, Silber, Kupfer und Eisen und verschiedene pflanzliche und nicht-pflanzliche Zutaten.

Als Besonderheit enthält sie Tsothel und den äußerst seltenen Edelstein Dzi aus Tibet. Das sind sagenumwobene Steine, denen viele Kräfte zugesagt werden: Sie schützen vor Unglück, lindern Leiden und bescheren Wohlstand, Zufriedenheit und Glück. Gewisse Dzi-Steine sollen es sogar ermöglichen, die glückverheißenden Drachen zu lenken. In Tibet findet man Dzis zusammen mit Kräutern auf Medizintafeln dargestellt. Für die Pille wird der Stein in mehreren Schritten aufwendig entgiftet.

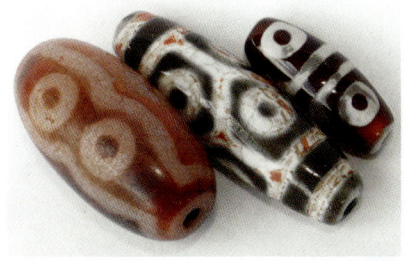

Dzi-Steine entstehen in einem geheim gehaltenen Verfahren aus Menschenhand und weisen verschiedene Muster auf. Das Ausgangsmaterial dafür sind bestimmte Steine, die jedoch je nach Herstellungsland variieren, meist Achate und Karneole. Echte Dzis sind auf dem Markt rar und teuer, Fälschungen leider an der Tagesordnung.

Rinchen Ratna Samphel gilt als Gegengift und wird u. a. auch angewandt bei Lähmungen, Nervenstörungen, Kopfschmerzen, Inkontinenz, Gedächtnisproblemen und neuralgischen Beschwerden sowie zur Blutdrucksenkung und bei Herzbeschwerden. Für Gesunde ist die Pille ein vorzügliches Tonikum und wirkt verjüngend.

## 3. RINCHEN MANGJOR CHENMO,
### die *Großartige Zusammengesetzte Pille*

Diese Juwelenpille enthält insgesamt 50 Zutaten, darunter Türkis, Koralle, Perle, Gold, Silber und verschiedene pflanzliche Stoffe, wie Safran, drei verschiedene Myrobalan-Früchte, Muskatnuss, Gewürznelke und Kardamom. Auch das wertvolle Tsothel ist enthalten.

    Die Pille gilt als Tonikum für Gesunde, wirkt verjüngend und aphrodisierend, stärkt Nerven und Knochen.

*Als Besonderheit enthält sie Tsothel und den äußerst seltenen Edelstein Dzi aus Tibet.*

*Die Pille gilt als Tonikum für Gesunde, wirkt verjüngend und aphrodisierend, stärkt Nerven und Knochen.*

Sie wird vor allem bei Bauch- und Kopfschmerzen, Nahrungsmittelvergiftungen, aber auch bei allen anderen Arten von Vergiftungen, verschiedenen Fiebern, blutigem Durchfall angewandt. Da sie ein ausgewogenes Verhältnis von warmer und kalter Qualität hat, ist sie äußerst wirksam bei allen Arten von Verdauungsbeschwerden.

In der tibetischen Medizin wird ihr nachgesagt, dass sie die 404 Hauptleiden lindert:

› 101 Krankheiten, die karmisch bedingt sind und den Tod zur Folge haben, wenn man sie nicht behandelt.
› 101 Krankheiten, die sehr gut mit Arzneien zu behandeln sind und das gegenwärtige Leben betreffen.
› 101 Krankheiten, die durch Geister hervorgerufen sind, wie z. B. Nervenkrankheiten.
› 101 Krankheiten, die durch die richtige Lebensführung und Ernährung wieder verschwinden.

**Gold** und **Silber** sind große Heilmittel, die jedoch in aufwendigen Verfahren von ihren für den Menschen schädlichen Stoffen gereinigt werden müssen.

› **Gold** ist eines der höchsten Arzneistoffe, es regt die Vitalfunktionen an, wirkt gegen Depressionen und Melancholie, hilft bei Schlaganfällen und bei Krebserkrankungen.
› **Silber** wirkt auf das Unbewusste, stärkt die Nervenkraft, verbessert das Gedächtnis und wirkt regenerierend und schlaffördernd.

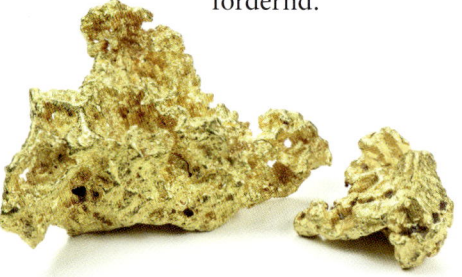

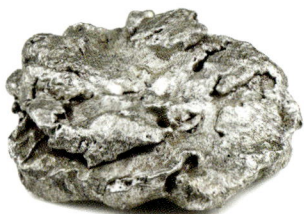

## 4. RINCHEN YUNYING 25,
### die *Wertvolle Pille aus Altem Türkis*

Hier haben wir eine Juwelenpille, bei der der Türkis als Bestandteil eine besondere Rolle spielt.

Sie besteht aus insgesamt 25 Zutaten, wobei der *Alte Türkis* an erster Stelle steht. *Alt* meint bei den Tibetern, dass ein Stein schon lange mit den Menschen zusammen ist. Ein alter Stein wurde häufig als Schutzstein verwendet und gesegnet. Er ist energetisch stark aufgeladen.

Die Pille enthält auch Koralle, Perle, gereinigtes Eisenpulver, Safran, drei Arten von Myrobalanfrüchten, Gewürznelke und indisches Lungenkraut (Vasaka).

Die Türkis-Pille ist von kalter Natur und hilft vor allem zur Vorbeugung und bei akuten Leberleiden, Gewichtsverlust, Magenschmerzen, Appetitlosigkeit, Lebensmittelvergiftungen, Nasenbluten sowie blutunterlaufenen Augen.

*Die Türkis-Pille ist von kalter Natur und hilft vor allem zur Vorbeugung.*

Die Perle korrespondiert wunderbar mit dem Türkis. Bei unseren alten Heilkundigen galt sie ebenfalls als wertvolles nerven- und herzstärkendes Mittel.

### Einnahmeempfehlung der Juwelenpillen

In der Nacht, bevor die Juwelenpille eingenommen wird, sollte man ein leichtes Dekokt (Abkochung) aus sieben Körnern Yerma (Sichuanpfeffer, Xanthoxylum piperitum) zu sich nehmen, um die Kanäle des Körpers zu öffnen. Die Pille wird in einer Tasse (am besten aus Porzellan) mit ein wenig heißem, abgekochtem Wasser aufgelöst und anschließend abgedeckt über Nacht stehen gelassen. Sie sollte nicht dem Tageslicht ausgesetzt werden. Am nächsten Morgen, noch vor Tagesanbruch, wird der Tasseninhalt entweder mit einem

Löffel oder mit dem Ringfinger zerdrückt und verrührt. Man fügt noch etwas heißes Wasser hinzu und trinkt die Mixtur. Hilfreich ist es, dabei das Mantra des Medizinbuddhas zu rezitieren:

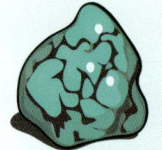

TADYATHA AUM BHAISHIJYA
BHAISHIJYA MAHA BHAISHIJYA RAJA SA-MUD
GA-TE SVAHA

Dann benötigt man Ruhe: Man sollte sich warm zugedeckt ins Bett legen und eine Stunde schlafen, um eine gewisse Schweißbildung zu erzeugen. Anschließend wird etwas Safran in wenig heißem Wasser aufgelöst und getrunken, um die Kanäle wieder zu schließen und die Wirkung der Medizin zu verstärken.

*Wird sie von einem Gesunden zur Verjüngung verwendet, sollte dies an laut tibetischem Mondkalender günstigen Terminen wie Vollmond oder Neumond geschehen.*

Wenn jedoch die Pille dringend benötigt wird, kann sie wie jede andere tibetische Pille mit abgekochtem heißem Wasser eingenommen werden. Wird sie von einem Gesunden zur Verjüngung verwendet, sollte dies an laut tibetischem Mondkalender günstigen Terminen wie Vollmond oder Neumond geschehen, um ein optimales Ergebnis zu erzielen.

Nach Einnahme der Medizin sollten drei oder sieben Tage einige Lebensmittel vermieden werden: Fisch, Schweinefleisch, Eier, Alkohol, Zwiebel, Knoblauch, Bärlauch, scharfe Gewürze; man sollte auch auf körperliche Anstrengung, kalte Bäder, Schlaf am Tag und Sex verzichten.

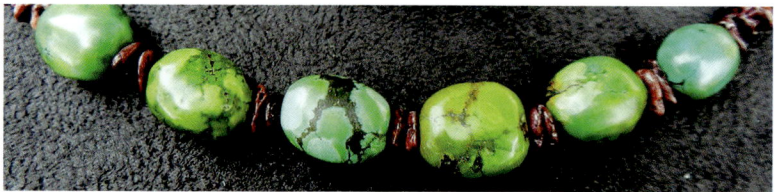

Kette von Astrid Zunnun aus seltenen handgeschliffenen Türkisen aus Tibet.

# Der Stein des Himmels für amerikanische Ureinwohner

### EARTH AND I GAVE YOU TURQUOISE

Earth and I gave you turquoise
When you walked singing
We lived laughing in my house
And told old stories
You grew ill when the owl cried
We will meet on Black Mountain ...
(The Presence of he Sun, University of New Mexico, 1992)

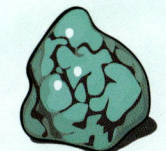

Lassen wir das wunderschöne Gedicht ohne Übersetzung, denn eine jede könnte nur Stückwerk sein. Viele Strophen wurden von Scott Momaday (1934 geb.) geschrieben, dem berühmten zeitgenössischen Schriftsteller und Maler, einem Kiowa. Seine Gedichte und Romane gelten als Meilensteine der amerikanischen Literatur. Die erste Worte im Gedicht zeigen, dass das Bewusstsein nicht verloren und bis in die Gegenwart ungebrochen ist: Der Türkis ist ein Geschenk der Erde. Momaday verbindet den Türkis mit einer glücklichen Zeit: dem Singen, dem Lachen und dem Erzählen von alten Geschichten.

# Der Türkis im Südwesten

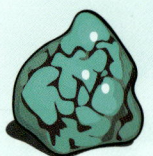

„Ihr verlangt, dass ich nach Steinen grabe!
Aber soll ich unter meiner Mutter Haut
nach ihren Knochen graben?
Dann kann ich, wenn ich sterbe,
nicht in ihren Leib zurückkehren,
um wiedergeboren zu werden!

Smohalla (aus den Stämmen des Columbia-Beckens),
Mitte 18. Jahrhundert, (zit. nach Krieger, Natur 2013)

**Der Türkis ist in der indianischen Kultur tief verwurzelt und allgegenwärtig. Er ist Teil vieler Schöpfungsmythen und Legenden, die Götter selbst sind aus Türkis erschaffen, sie wohnen in Häusern aus Türkis oder schmücken damit ihre Waffen. Für die Schamanen und Medizinmänner ist der Türkis fester Bestandteil von Zeremonien und ein wichtiges Mittel bei Ritualen zur Heilung Kranker. Er wurde getragen, um Unheil fernzuhalten, und war oft der wertvollste Besitz einer Familie.**

*Der gesamte Kosmos ist bei den Indianern ein einziger Organismus, in dem eine göttliche Macht wohnt.*

Der gesamte Kosmos ist bei den Indianern ein einziger Organismus, in dem eine göttliche Macht wohnt: und zwar in den Sternen ebenso wie im Wasser, in den Pflanzen, in den Mineralien, in den Tieren, im Wind genauso wie im Menschen. Für die Indianer ist es von großer Bedeutung, dass der Einklang zwischen diesen erhalten bleibt.

### Estsanatlehi, Turquoise Woman

*Die Reise der Zwillinge zu ihrem Vater* ist eine bekannte indianische Legende, die in vielen Varianten erzählt wurde und in der wir erfahren, welche außerordentliche Bedeutung dem Türkis zukommt.

Sie spielt in einer Zeit, da das Volk der Navajo *von einen Ungeheuer verschlungen* und zerstreut wurde, in einem Ausmaß, dass nur noch vier Menschen übrig sind, die am Stehenden Weißen Fels leben. Dort finden sie ein kleines Abbild einer Frau aus Türkis, das sie aufbewahren. Ihnen erscheint der Sprechende Gott Hasteyalti und bedeutet, das Abbild nach zwölf Nächten zu holen.

Empfangen werden sie dort dann von Hasteyalti und Hastehogan, Weißer Körper (jener, der aus der unteren Welt mit dem Volk gekommen ist) und vielen anderen bedeutenden Schutzwesen. Weißer Körper hält ein kleines Ebenbild der Türkisfrau, das aus weißem Muschelkalk gefertigt ist, in der Hand.

Die beiden Götter führen ein Ritual mit verschiedenen Maiskolben durch und bilden zusammen mit den verbliebenen Navajo einen Kreis, der sich nach Osten öffnet. Die Götter singen ein heiliges Lied, während sie vier Mal durch das Osttor gehen. So können sich die beiden Abbilder, die Muschelfrau und die Türkisfrau, sowie die Maiskolben in lebendige Wesen verwandeln. Aus der Türkisfrau wird Estsanatlehi, die Frau der Veränderung, und aus der Muschelkalk-Statue wird Yolkai Estsan, die Weiße Muschelfrau.

Beide gebären im Schutz der Götter. In den Wehen hält sich die eine an einem Regenbogen und die andere an einem Seil, das aus Sonnenschein gefertigt ist, fest. Das Kind der Frau der Veränderung, der Türkisfrau, wird zuerst geboren, dann folgt der Sohn der Weißen Muschelfrau. Zusammen werden sie zu den Zwillingshelden, die sich auf eine gefährliche Initiationsreise zu ihrem Vater machen.

In der berühmten Geschichte kommen die Göttin Estsanatlehi, der Sonnengott und ihre Kinder vor.

Estsanatlehi, *Frau der Veränderung* verkörpert die Mutter Natur und ihren Wandel. Sie, *Turquoise Woman*, ist die aus Türkis geborene Mutter Erde.

Estsanatlehi folgt am Ende der Legende dem Sonnenkönig in das Land im Westen, wo sie ein Heim erhält, das so schön ist, wie das aus Türkis gefertigte Haus des Sonnenkönigs im Himmel. Aus dem Osten wird sie jeden Tag von ihm besucht.

Himmel und Erde sind in dieser Legende durch den Türkis verbunden: die Heimat der Sonne, die Himmelskuppel, besteht aus Türkis und die Erdgöttin wird aus einem Türkis geboren.

### Der Türkis bei den verschiedenen Stämmen

Es würde ganze Bücher füllen, wollte man den Gebrauch des Türkises bei den Stämmen des Südwestens beschreiben, so sehr war und ist er Teil ihres Lebens. Die folgenden kurzen Einblicke vermitteln uns einen Eindruck von der tiefen Verbindung, die zwischen den Stämmen und dem Türkis bestand.

Auch wenn es scheint, dass bei den **Apachen** der Türkis in den Riten und Gebräuchen nicht so oft Verwendung fand wie bei anderen Stämmen, so war er doch ein fester Bestandteil der Utensilien der Medizinmänner. Außerdem befestigten die Jäger zur Steigerung der Treffsicherheit einen Türkis an einem Pfeil oder einem Gewehr. Schön ist die Vorstellung, dass man am Ende eines Regenbogens Türkis findet, wenn man nur lange genug hinsieht.

Vor schwierigen Flussdurchquerungen, wenn beispielsweise das Wasser im Winter tosend dahinschoss, warfen die Apachen ein Stückchen Türkis in den reißenden Fluss und beteten für Beistand und eine sichere Überquerung, so wie es auch von dem bekannten

*Schön ist die Vorstellung, dass man am Ende eines Regenbogens Türkis findet, wenn man nur lange genug hinsieht.*

Apachen-Anführer Biduya (als Victorio bei den Weißen bekannt), überliefert ist.

**Von der Entstehung des Türkises erzählen sich die Hopi folgende Geschichte:**
*Es gab einmal einen schönen Führer, der einen blauen Körper hatte – die Farbe des Himmels. Er liebte ein schönes Mädchen mit einem schönen Körper, der die Farbe des Salzes hatte. Als sie vor ihren Feinden fliehen mussten, ruhten sie sich auf dem Gipfel eines hohen Hügels in Arizona aus. Es war sehr heiß, so dass ihr Schweiß hinab ins Innere der Felsen lief, sein Schweiß wurde zu Türkis, ihr Schweiß zu Salz.*

Als Andrew Elliott Douglas, ein amerikanischer Astronom, in den 20er-Jahren des letzten Jahrhunderts für die National Geographic Society in Oraibi, einem Dorf der Hopi, Proben von Bäumen für Forschungsarbeiten entnahm, baten ihn die Hopi, Türkisstückchen in die gebohrten Baumlöcher zu legen und sie zu versiegeln, damit der *Geist der Fäulnis* nicht in den Baumstamm eindringen konnte.

Mit Türkisstückchen wurden die gebohrten Baumlöcher versiegelt, damit der *Geist der Fäulnis* nicht in den Baumstamm eindringen konnte.

Auch allerlei Zauber wurde mit Türkis betrieben, so brauten *Liebesmagier* Tränke und benutzten einen Medizinbeutel, in dem sich ein Stück von einem Kleidungsstück der Angebeteten, Muscheln, ein Kristall, ein Pferdehaar und Türkis befand. Alles wurde mit einem Faden zusammengebunden, wobei das Haar oben herausragte.

Es handelte sich um sehr wirkungsvolle, auch gefährliche Beutel und nur wenigen war ihr Besitz vorbehalten. Um den Liebeszauber zu entfachen, hielt der Magier den Beutel vor sich und besang ihn mit bestimmten Liedern zusammen mit den Namen des Mädchens und des Mannes.

Die Schriftstellerin Leslie Marmon Silko, die im Südwesten bei Tucson lebt, beschreibt eine beeindruckende Begebenheit. Der Südwesten der USA wird immer wieder von Dürreperioden heimgesucht. Im Jahre 2006, nach einer jahrelang anhaltenden Zeit der Dürre beschloss eine Gruppe von Hopi vom Norden Arizonas bis nach Mexico City zu dem Steinmonumemt des Gottes **Tlaloc** zu laufen, um für den so dringend benötigten Regen und Schnee zu bitten.

Die Farbe von Tlaloc, dem aztekischen Regen- und Fruchtbarkeitsgott, ist Türkis. Er wird von Kopf bis Fuß in türkiser Farbe dargestellt: türkisfarbene Federn, türkisfarbene Kleidung, türkisfarbener Schmuck. Die Hopi wählten einen traditionellen Weg von Hotevila in Nordarizona durch New Mexico bis nach Mexico City; sie machten an heiligen Quellen und Flüssen halt und brachten Blütenpollen und Getreidespeisen als Opfer dar, bevor sie ein bisschen Wasser entnahmen. Nahe des Anthropologischen Museums in Mexico City endete ihr Lauf an der Gabelung zweier Flüsse. Ein Ältester der Hopi sprach Gebete und schüttete etwas von dem mitgebrachten Wasser vor die Tlaloc-Statue, die bei dem Museum steht, und anschließend auch etwas Wasser in die Flüsse an der Gabelung. Gerade zu diesem Zeitpunkt erschien ein großer Adler am Himmel und zog seine Kreise über ihnen, bevor er mit einem lauten Ruf wieder verschwand. Alle Umstehenden waren von seinem Erscheinen tief beeindruckt. Drei Monate nach dem Lauf der Hopi zogen die Wolken auf und brachten den ersehnten Regen. Dieser folgte dabei genau in entgegengesetzter Richtung der Route, die die Läufer genommen hatten, danebenliegende Orte wie Las Vegas oder Palm Springs bekamen keinen Re-

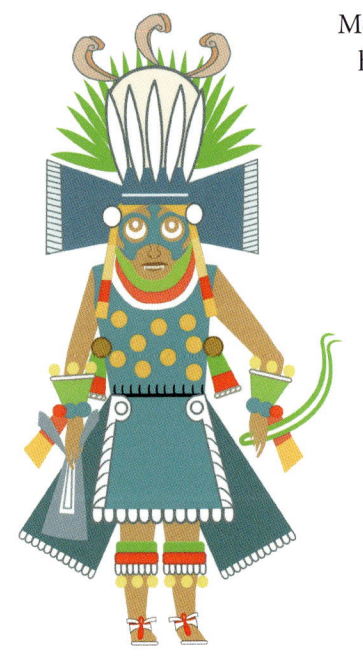

Tlaloc

gentropfen ab. Im darauffolgenden Winter fiel so viel Schnee wie schon sehr lange nicht mehr, in Phoenix/Arizona fiel sogar zum ersten Mal seit 40 Jahren Schnee.

Für die **Pima** ging der Verlust eines Türkises auf magischen Zauber zurück und war ein Zeichen für kommendes Unheil, was nur von einem Medizinmann kuriert werden konnte. Dafür wurde von einem Medizinmann ein Edelsteinwasser hergestellt: Er legte einen Türkis oder einen Quarz in Wasser ein und gab es dem Patienten zum Trinken.

Vor noch gar nicht langer Zeit, in der Mitte des letzten Jahrhunderts, wurden die Fenster- und Türeinfassungen an den Häusern in Laguna (Pueblo) und den spanisch sprechenden Nachbargemeinden türkisfarben gestrichen, um Hexen abzuwehren.

Für die **Yavapai** lebte *Mana* im Türkis, die Personifikation des Glückes, das einem ohne Anstrengung zufiel. Gab man seinen Türkis weg, gab man damit auch seinen guten Geist, sein Glück weg. Die Yavapai bauten den Türkis nicht ab, sondern verwendeten nur solchen, den sie in Höhlen oder an der Oberfläche fanden. Sie trugen Türkis, wenn sie zu Fuß jagten und nicht zu Pferd, da dies das Pferd ermüden würde. Nur die Häuptlinge legten Türkisarmbänder an, jedoch durften die, die sich durch Tapferkeit ausgezeichnet hatten, ein Nasenpiercing aus Türkis tragen.

Gab man seinen Türkis weg, gab man damit auch seinen guten Geist, sein Glück weg.

Bei den Zeremonien der **Zuni** spielen Fetische eine große Rolle; sie bestehen häufig aus Sandstein, Muschelschalen, Korallen und Türkis und werden mittlerweile an Sammler in aller Welt verkauft.

Das Wiegenbrett, eine Tragevorrichtung für Kinder, wurde bei einem männlichen Säugling mit einem runden schönen Türkis geschmückt, der sich im Holz unter dem Kopf des Kindes befand, drei weitere waren etwas weiter unten in Nackenhöhe eingefügt, für Mädchen wurde das Gleiche mit Muschelschalen gefertigt.

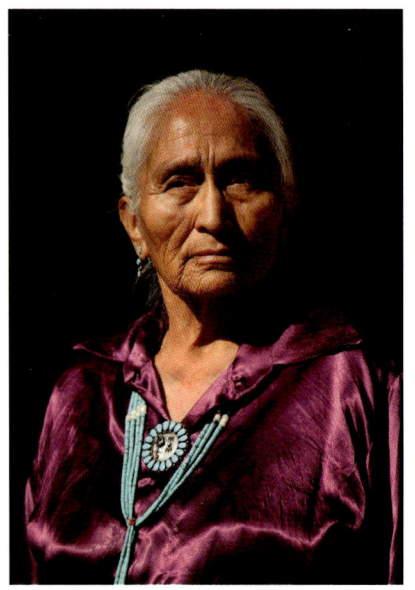

Eine Navajofrau trägt traditionellen Türkisschmuck.

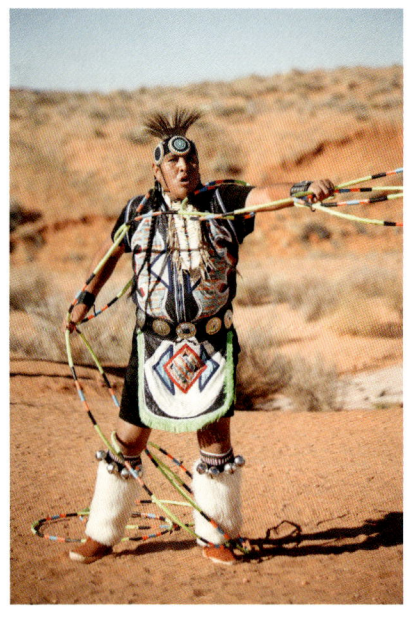

Ein Navajo tanzt einen traditionellen Tanz.

**Diné**, Menschenvolk, nennen sich die **Navajo**. Der Türkis gilt hier als Stück vom Himmel, das auf die Erde gefallen ist. Die Schafhirten und Jäger trugen Talismane aus Türkis, die Jäger versahen zum besseren Zielen ihre Pfeile mit Türkis. Jede Familie besaß einen Beutel, in dem sich Kräuter, Muschelschalen und Türkis befanden. Die Menschen flochten sich Türkis ins Haar zum Schutz vor Schlangenbissen und Blitzen.

Das Herz der Erde, das in der Mitte der Nacimiento Mountains liegen sollte, bestand aus Türkis.

Der Türkis begleitet einen Navajo von Geburt an, in den Initiationsriten genauso wie bei Hochzeitszeremonien und den Begräbnissen. Oft wird der Schmuck oder ein Teil des Schmuckes zusammen mit dem Verstorbenen begraben – der Schmuck, den ein Verstorbener bei seinem Tod noch trug, bedarf jedoch einer energetischen Reinigung, um ihn von Anhaftungen des vorherigen Besitzers zu reinigen.

Türkis ist eine Opfergabe, er wird an heiligen Stätten dargebracht, zu denen auch die Quellen und Geysire gehören. Der Glaube besagt, dass der Türkis aus einem heißen Geysir namens Bead Springs in der Nähe von Cerrillos stammt. Navajo und Pueblo kamen zu dieser Quelle, sprachen Gebete und brachten Türkisstückchen als Opfergabe dar.

Die Medizinmänner der Navajo tragen Türkise zusammen mit anderen Gegenständen wie Federn, Erdproben von heiligen Bergen, Kristallen in ihren aus Wildleder angefertigten Medizinbeuteln.

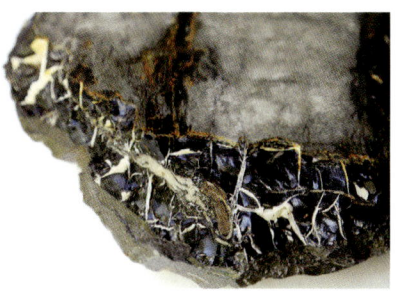

Besondere Zigaretten dienen den Medizinmännern der Navajo zu zeremoniellen Zwecken. Sie werden aus den Federn des Blaukehlchens und der Grasmücke gefertigt sowie aus verschiedenen Kräutern, Maispollen, gemahlenem Jett, Türkis und Muschelschalen. Bei den Zeremonien werden sie in einer bestimmten rituellen Weise auf ein Tuch oder in einen Korb platziert und dazwischen ein Stück Türkis, eine Muschelschale und ein Stück Jett gelegt.

Die Kräuter, welche die Medizinmänner für ihre Zeremonien benötigen, werden nicht einfach gesammelt, denn damit sie dem Menschen Hilfe bringen können, müssen bestimmte Sammelrituale eingehalten werden. Dabei werden Heilgesänge dargebracht und Türkis für männliche Patienten, Muschelschalen für weibliche Patienten geopfert.

Eine schöne Blüte der Pflanze, die gesammelt werden soll, wird ausgewählt. Auf ihre Blütenblätter wird vorsichtig ein kleines Stückchen Türkis oder Muschel gelegt. Fällt es herab, ist das ein schlechtes Omen. Es folgen weitere Heilgesänge. Fällt das Stückchen Türkis oder Muschel erst im Anschluss herab, so kann dies kein Unglück mehr bringen. Jetzt erst wird die Pflanze gepflückt, die meist für zeremonielle Zigaretten, magische Getränke oder Räucherungen gebraucht wird.

Die Medizinmänner fertigen für ihre Zeremonien mitunter Bullroarers (Schwirrgeräte) aus Holz an, in die ein Blitz eingeschlagen hatte. Diese Bullroarers sind etwa 15 bis 50 cm lang. Das Holz wird nach genauen Vorlagen mit Intarsien aus Türkis und Jett belegt und so geformt, dass es einen brummenden Ton von sich gibt, wenn man es an einer Schnur in Drehung versetzt und um den Kopf wirbelt. Die Töne sind über eine weite Strecke hin gut hörbar. Diese Schwirrhölzer wurden ihnen einst von den *Lightning people*, den Donnermenschen gegeben, und das Brummen war deren Donner.

Die alten Riten sind nicht vergessen: Heute noch gibt es Medizinmänner, die nach den alten Lehren die Kranken heilen. Friedrich Abel, der Deutsche, der seit vielen Jahren bei den Navajo lebt, beschreibt ein solches Ritual, an dem er selbst teilnehmen durfte:
Die Zeremonie wurde von einem relativ jungen Medizinmann von etwa 45 Jahren abgehalten. Hier ist der Türkis, der fein gemahlen wird, zusammen mit Muschelsplittern, Blütenpollen, bunten Federn und einem Lichtstrahl, der mittels eines Kristalls gelenkt wird, ein Geschenk an die Götter. Der Patient wiederholt flüsternd die Gesänge des Heilers.

„Es ist nicht
notwendig,
den Text
der Gesänge
zu verstehen,
denn sie treffen
das Herz.“

Abel beschreibt, dass er von diesen Gesängen tief bewegt ist:
*„Es ist nicht notwendig, den Text der Gesänge zu verstehen, denn sie treffen das Herz.“*

Die Lieder, in Verbindung mit den Ritualen, sind in der Lage, den Kranken heil zu machen, ihn wieder in Harmonie mit der Natur zu bringen.

## Schwarze Künste

Alle Kulturen kennen düstere Orte, die sich für schwarzmagische Praktiken zu eignen scheinen und an denen *dunkle* Riten durchführt werden, um anderen Schaden zuzufügen. Solche Plätze gibt es auch im Südwesten der USA, einige von ihnen werden zu diesem Zweck auch heute noch aufgesucht.

Inwieweit der Türkis bei den Navajo dabei eine Rolle gespielt hat und immer noch spielt, kann nur erahnt werden. In der folgenden Geschichte ist der Türkis zwar Teil schwarzmagischer Rituale, aber er selbst ist nicht derjenige, der Schaden erzeugt, was auch allem widersprechen würde, was wir bisher über ihn wissen, sondern er ist Repräsentant des Herzens, des Lebens des Opfers.

Als ein bekannter Anthropologe einmal zusammen mit einem 84-jährigen Medizinmann unterwegs war, zelteten sie unterhalb vom Eingang einer Höhle, die sich hoch oben an der Wand einer Schlucht befand. Sowie sie dann zusammen am Feuer saßen, erzählte ihm der alte Medizinmann, dass er einst als Junge in die Höhle geklettert war und Skinwalker (Hexer, denen man nachsagt, dass sie sich in Tiere verwandeln können) bei ihren magischen Praktiken beobachtet hatte. Er hatte sich hinter einem herabgefallenen Felsstück versteckt und beobachtete, wie die Magier einen Türkis in den Bauch einer Puppe legten und einer Person den Tod wünschten. Anschließend folgten Beschwörungen und Gesänge und die Männer verließen erst bei Morgengrauen wieder die Höhle.

Der Anthropologe döste später ein und wurde durch den dumpfen Aufschlag eines Felsbrockens geweckt, der in einer Felslawine den Hang herabdonnerte. Er sprang auf und fand Schutz auf der anderen Seite der Schlucht, während der Medizinmann sich auf den Heimweg machte. Als er den Eingang der Höhle beobachtete, kam es ihm vor, als ob zwei dunkle Gestalten darauf zukriechen würden. Aber erst als es ganz hell war, wagte er den steilen Aufstieg zu der Kammer. Er beobachtete, wie das Licht an den Wänden entlangstrich und schließlich auf einer Reihe von gezeichneten menschlichen Figuren stehen blieb. Einige waren schon ganz verblichen, andere erst vor Kurzem mit Holzkohle gezeichnet, alle aber waren mit gesenktem Kopf dargestellt. Und als er vor ihnen stand, sah er, dass sich in jedem von ihnen ein kleines Loch befand, in das ein Stück Türkis gesteckt worden war. Er fand auch eine Puppe, die aus Kiefernholz, das Spuren eines Blitzschlages aufwies, gefertigt, in Baumwollstoff gewickelt und im Staub begraben war. Es befand sich eine Pfeilspitze in ihr, an der menschliches Haar befestigt war; man hatte ihr ein

Stück Türkis in die linke Brust gelegt. Der Anthropologe verließ die Höhle und begab sich zu dem Medizinmann, der darauf drängte, die Figur zu zerstören, was er schließlich auch tat.

## Mount Taylor, der Türkisberg

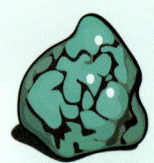

„Als die Diné erschaffen wurden, wurden uns vier Berge und Flüsse gezeigt, in deren Mitte wir leben sollten."

Barboncito, spiritueller Führer der Navajo

In der Mythologie der Navajo gibt es vier heilige Berge, die das Gebiet der Navajo umschließen:

› im Osten den Sisnajinni (Blanca Peak in Colorado),
› im Süden den Tsoodzil, den Türkisberg
  (Mount Taylor in New Mexiko),
› im Westen den Doko-Oslid
  (der höchste der San Franzisko Peaks in Arizona),
› in Norden den Dipenitsa (Hesperus Peak in Kalifornien).

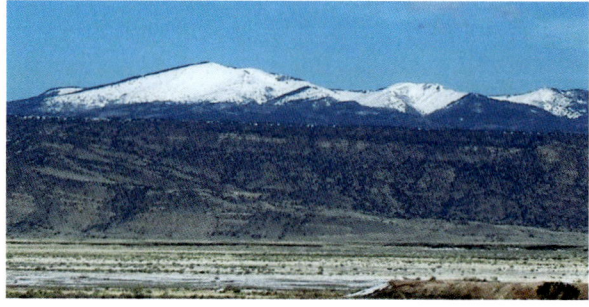

Mount Taylor, der Türkisberg

Die Heiler und zeremoniellen Sänger der Navajo besteigen einen heiligen Berg, um Segen für ihr ganzes Volk und Schutz für wichtige Vorhaben zu erbitten. Sie legen dafür spezielle Kleidung an und nehmen einen Zeremonialbeutel, der einen Wunschstein enthält, auch kleine Türkissplitter, mit auf den Weg.

An der ersten auffindbaren Wasserstelle halten sie an, um ein rituelles Bad zu nehmen, anschließend trocknen sie sich mit Maismehl und dem Pulver des zermahlenen Wunschsteines ab und legen besondere Kleidung mit Silbergürteln, Armbändern, Perlen und Wildlederhäuten an.

Ein Anführer unter ihnen wird für den Aufstieg bestimmt und sie beginnen mit den Gesängen; kommen sie zu einem Wasserfall, lassen sie hier die Splitter der Türkise als Opfergabe für die Erde, die sie vom Gipfel nehmen werden, zurück. Auch auf dem Rückweg werden von ihnen wieder Lieder gesungen, anschließend Blütenstaub gestreut und die Alltagskleider wieder angelegt.

## Archäologische Funde

Archäologen haben im Chaco Canyon, der im Osten des Colorado Plateaus in New Mexico liegt und etwa 40 km lang ist, eine Ansammlung indianischer Pueblo ausgegraben, das wichtigste und größte von ihnen ist das Pueblo Bonito, das einige hundert Räume umfasst. Dieses Pueblo war von etwa 800 bis 1300 n. Chr. von den Anasazi bewohnt und stellte ein kulturelles, wirtschaftliches und religiöses Zentrum dar. Im gesamten Chaco Canyon fand man über 200 000 Stücke Türkis (manche Schätzungen liegen sogar bei 500 000), 50 000 davon in einer Begräbnisstätte im Pueblo Bonito.

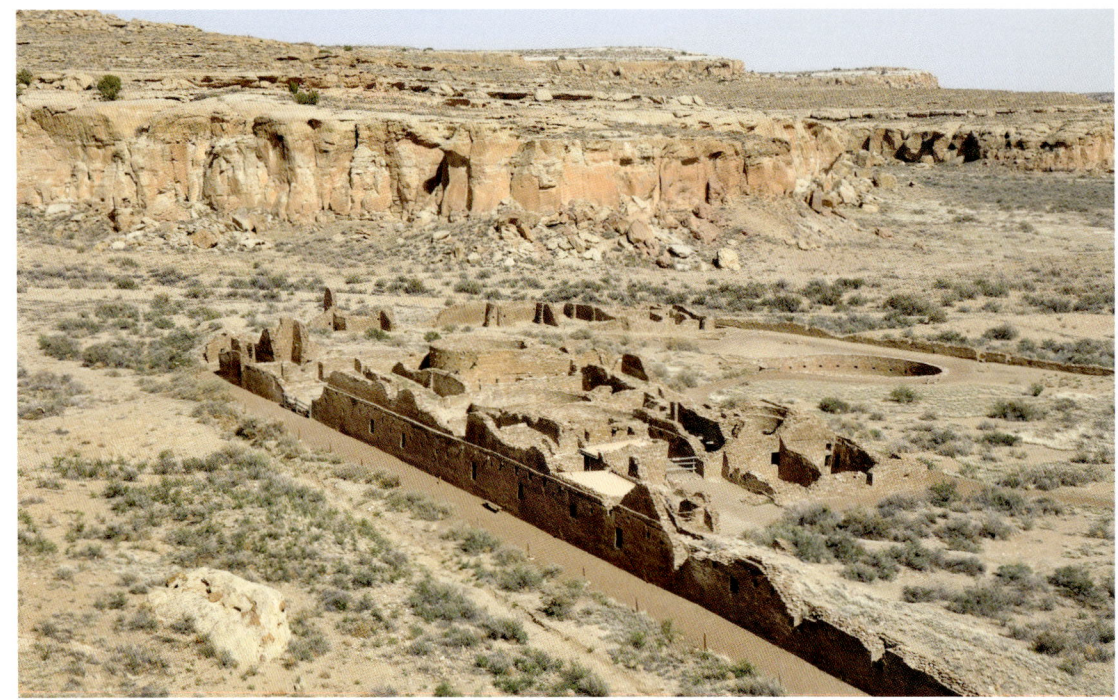

Das Pueblo Bonito im Nordwesten New Mexicos

In dieser Stätte befanden sich sechs aus Türkis geschnitzte Vögel sowie ein Frosch aus Jett, dessen Augen und Hals aus Türkis gefertigt waren. Ein außergewöhnlicher Fund war ein kleiner zylindrischer Korb, dessen Außenseite komplett geschmückt war mit 1214 Türkisstücken, in einem Mosaik angeordnet. In und um den Korb fand man weitere 2150 scheibenförmige Türkisstücke und 174 Anhänger.

Lange nahm man an, dass die Türkise ausschließlich aus den Gruben vom Mount Chalchihuitl stammten, neue Untersuchungen belegen jedoch, dass die Bewohner über einen weitreichenden Handel ihren Türkis erwarben: So wurde Türkis aus Nevada, Colorado, New Mexiko und Kalifornien gefunden.

Bei den archäologischen Ausgrabungen im Südwesten trat bei den Weißen mitunter eine überhebliche Einstellung zu Tage. Es gibt Berichte, dass die Apachen vertrieben wurden, wenn man Gräber

Der Türkis
bei den Tibetern, den Indianern, den Sinti und Roma

öffnete, da sie den darin gefundenen Türkis, der ihnen heilig war, für sich beanspruchten. Der Archäologe Hodge berichtet von der Ausgrabung der Begräbnisstätte (Hawiku) einer Frau, die viel Türkisschmuck als Grabbeigabe hatte und bei der ungewöhnliche türkisfarbene Bänder über das Gesicht gelegt waren; diese Tote war den Indianern von so großer Bedeutung und ihnen so heilig, dass sie mit Hodge lange verhandelten, bis er sie zu ihrer großen Erleichterung wieder bestattete (es sei mal dahingestellt, ob sie nicht doch später ohne Beisein der Indianer wieder ausgegraben wurde).

Wem gehört nun der gefundene Türkis? Den Nachfahren der Verstorbenen, denen der Stein heilig ist, oder der Wissenschaft? Im Völkerkundemuseum in Wien befindet sich die Federkrone Montezumas, die vermutlich von den spanischen Eroberern im 16. Jahrhundert nach Europa geschafft wurde. Seit vielen Jahren versuchen Vertreter Mexikos, diese Federkrone für ihr Land wieder zurückzubekommen und reisten dafür auch mehrmals nach Europa, denn diese Federkrone symbolisiert für sie, wie Xokonoschtletl, ihr führender Vertreter und Heiler, sagt, *„das Leben, die Erkenntnisse und die Energie unseres Herrn Montekuhzoma Xokoyotzin"*. Es scheint, als ob diejenigen, denen nichts mehr heilig ist, es nicht ertragen können, dass es das Heilige noch irgendwo gibt.

> Die Federkrone symbolisiert *„das Leben, die Erkenntnisse und die Energie unseres Herrn Montekuhzoma Xokoyotzin"*.

Wem gehört nun die göttliche Federkrone Montezumas, wem gehören die heiligen Türkise der toten Indianer?

# Indianerschmuck

Denken wir an Indianerschmuck, denken wir meist an Silberschmuck in Verbindung mit Türkis oder Korallen, jedoch ist das, was wir heute unter Indianerschmuck verstehen, nicht der Schmuck, wie er ursprünglich von den Indianern getragen wurde: Vor 1850 verarbeiteten die Indianer meist Türkis ohne Silber oder Gold; man verwendete einzelne Stücke oder verarbeitete den Türkis in Mosaiken auf Holz, Knochen und Muschelschalen. Die Indianer formten den Türkis, indem sie ihn an Sandstein rieben. Poliert wurde er dann mit feinem Sand und Ton und schließlich wurde der Stein mit Wildleder gerieben; die Löcher bohrte man wahrscheinlich mit Quarz- oder Jaspisspitzen oder einem getrockneten Kaktusstachel und sehr feinem Sand oder Quarz. Es wurden antike Stücke mit sehr kleinen Bohrungen gefunden, der Zeitaufwand muss enorm gewesen sein, wie Versuche von Archäologie-Studenten gezeigt haben. Die gebohrten Steine wurden dann auf Sehnen oder dünne Lederbänder gefädelt und gegen eine flache Sandsteinscheibe gerollt, um die Türkisperlen in eine zylindrische Form zu bringen. Diese Methode des Handrollens wird von einigen indianischen Künstlern noch heute angewendet.

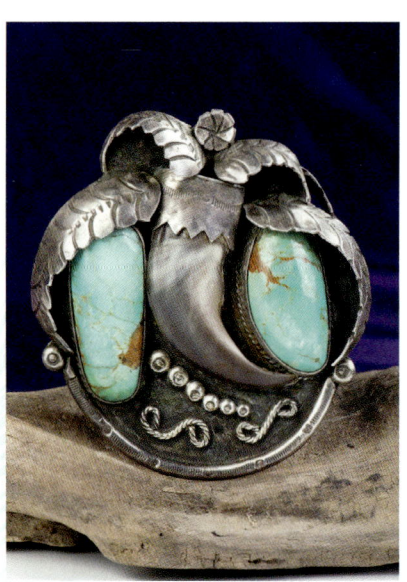

Navajo Türkisschmuck

Ab etwa 1850 entwickelten zunächst die Navajo die Kunst, Schmuckstücke aus Silber mit Türkis herzustellen, später übernahmen auch die Hopi und Zuni die Herstellung von Silber mit anderen Edelsteinen. War der Schmuck zunächst nur zur Verwendung innerhalb der Stämme vorgesehen, so begannen ab etwa 1900 die Silberschmiede damit, auch Schmuck für die Touristen herzustellen. Dieser für den Verkauf bestimmte Schmuck unterschied sich sehr von dem Schmuck, den die Indianer für sich selbst herstellten. Der frühe Schmuck für den *Weißen Mann* bestand aus dünnem Silber und Türkis geringerer Qualität. Der Schmuck wurde damals billig verkauft, hat heute jedoch hohen Sammlerwert.

An einem Schmuckstück kann man oft schon erkennen, von welchem Stamm er gefertigt wurde, denn jeder Stamm hat seine eigene Art der Schmuckgestaltung entwickelt. Besonders begehrt ist der Schmuck der Hopi, der Zuni, der Pueblo und der Navajo. Die Schmuckstücke sind zum Teil von schlichter, betörender Schönheit und werden mit viel künstlerischem Können gefertigt.

## Pueblo

Die Pueblo arbeiten relativ wenig mit Silber, sogenannte Heishi-Ketten (sprich: hie-schie), die mit flachen Türkisperlen gefertigt sind, sind wohl der bekannteste Schmuck der Pueblo, sie können auch aus mehreren Strängen bestehen.

Beliebt sind auch Ketten, die aus Türkis-Nuggets gefertigt werden:

Wunderschön sind die Mosaikarbeiten: Dabei werden hauchdünne Plättchen aus Türkis, Koralle, Perlmutt und Jett auf Muschelschalen aufgebracht, früher erfolgte dies mittels Baumharz als Bindemittel, heute mit industriell hergestelltem Kleber.

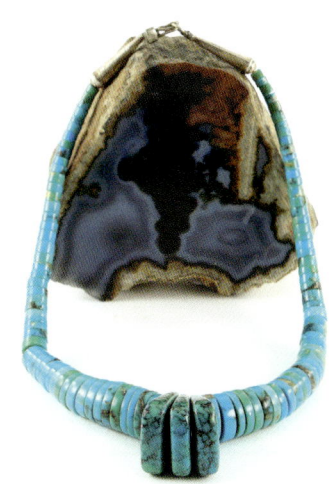

Heishi-Kette

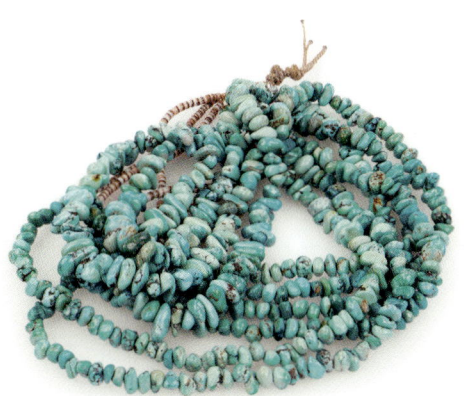

Eine Kette aus Türkis-Nuggets

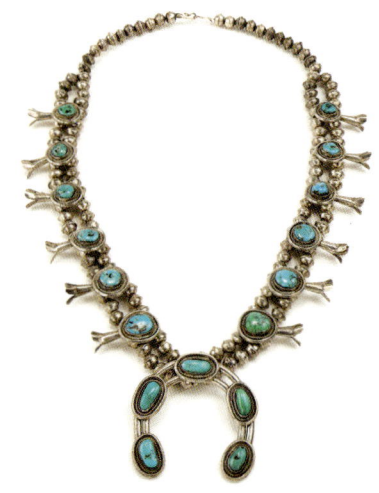

Squash-Blossom-Kette

## Navajo

Die Navajo sind die Ersten der Indianer im Südwesten, die von den Spaniern die Kunst des Silberschmiedens erlernten, und haben sich auf großformatige, schwere Silberschmiedearbeiten spezialisiert. Sie sind vor allem für ihre *Squash-Blossom*-Ketten berühmt: Stilisierte Kürbisblüten rahmen rechts und links ein hufeisenförmiges Mittelstück ein. Vermutlich brachten die Spanier diese Form der Anhänger mit und hatten sie wiederum von den Mauren übernommen.

Die Navajo fertigen auch Gürtelschnallen, Uhrbänder, Haarspangen und Ringe.

## Hopi

Sehr modern wirkt der Schmuck der Hopi, da er viel mit grafischen Elementen arbeitet und der Ruf der Hopi als Silberschmuck-Künstler weithin bekannt ist.

Schmuckstücke von herausragender Qualität erschuf der 1991 verstorbene Hopi-Künstler Charles Loloma.

Hopi-Schmuckstück in der Overlay-Technik aus den 1970er-Jahren mit einem Türkis aus der Sleeping-Beauty-Mine

Rechts: Armreif von Charles Loloma.

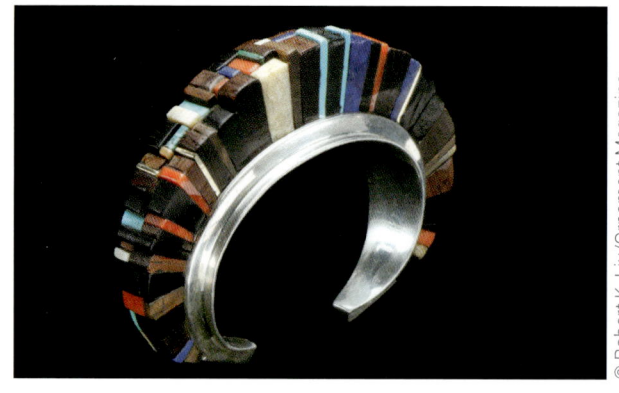

## Zuni

Die Zuni, die im Nordwesten New Mexicos leben, stellen Schmuckstücke von stilistischer Feinheit her. Bekannt sind sie für Einlegeverfahren: Auf Silberplatten, die durch kleine Stege voneinander abgetrennt sind, werden flach geschliffene Steine eingelegt. Diese Einlegearbeiten sind oft in Tierform und in Zeremonialformen ausgeführt. Besonders beliebt sind Bären, Schildkröten und Vögel. Neben Türkis verwenden sie auch Koralle, Jett und Perlmutt. In jüngerer Zeit bevorzugen Zuni-Künstler Türkise aus der Sleeping-Beauty-Mine, die Steine zeichnen sich durch ihre himmelblaue Farbe und das fast völlige Fehlen einer Matrix aus.

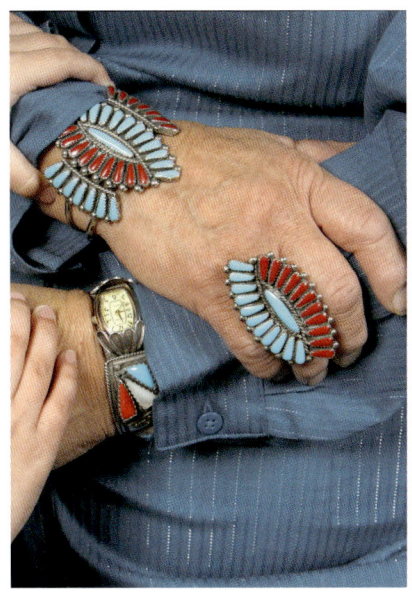

Armreif in Petit-Point-Technik, in Cluster-Form angeordnet

## Moderner Schmuck des Südwestens

Junge Künstler vereinen die klassischen Methoden mit neuen modernen Techniken. Die von Charles Loloma entwickelte Inlay-Technik, Steine in unterschiedlicher Höhe anzuordnen, hat auch junge Künstler zu eigenen Werken inspiriert. Es entsteht wunderschöner moderner Schmuck, der die Wurzeln nicht verleugnet. Bekannte Namen sind NaNa Ping, Ken Romero und Angie Reano Owen.

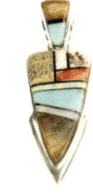

Inlay-Arbeiten

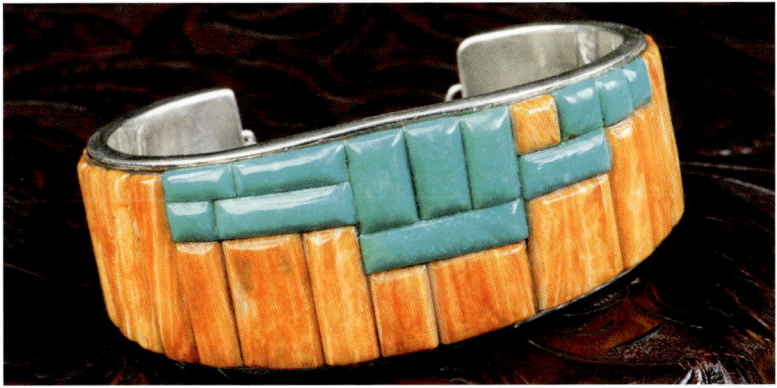

Links: Ein Armreif mit Türkisen.

# Der lebende Stein bei den Zigeunern

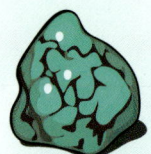

*„Vergessen wir nicht, dass das Gold, je nach Anwendung, ein Schmuckstück oder ein Heilmittel werden kann. Dasselbe gilt für den Türkis. Dies ist das Wunder."*

Pierre Derlon

## Der Magnetismus des Türkises

Mitunter wird behauptet, dass das Wort *Zigeuner* eine Diskriminierung beinhalte. Bulibascha, Oberhaupt der rumänischen Zigeunerfamilien, sieht das anders: *„Sagst du zu mir Roma, dann beleidigst du mich. Nennst du mich Zigeuner, dann sprichst du mir zu Herzen."* Im Folgenden habe ich mich für die Bezeichnungen Zigeuner oder Fahrende entschieden, da auch ich keinerlei Diskriminierung in ihnen sehe, vielmehr assoziiert man so eine Zeit, in der das Leben der Zigeuner noch ein ursprünglicheres und freieres war.

Zigeuner hielten ihr Wissen geheim und auch nicht schriftlich fest. Da sie streng unter sich blieben, drang auch wenig nach außen. Pierre Derlon (1920–1982) teilte seit seinem 18. Lebensjahr sein Leben mit den Fahrenden. Ihm verdanken wir einen tieferen Einblick in das Leben der französischen Zigeuner; er genoss bei ihnen große Achtung und Anerkennung und erhielt von den Kakus, den Stammesältesten, die Erlaubnis, nach fast 40 Jahren seiner Zugehörigkeit einen Teil ihres Wissens zu veröffentlichen. Von ihm erfahren wir auch von der überaus hohen Wertschätzung des Türkises und der unglaublichen Kraft, die man ihm zutraute.

Derlon berichtet, dass die Heiler der Zigeuner Türkis vor allem bei psychosomatischen Krankheiten anwenden, er ist ein Stein, der die

Ursachen der Krankheit, die in der Seele, der Psyche liegen, heilt. Gerade bei Hautkrankheiten verzeichnet Derlon große Erfolge.

Er nimmt für seine Patienten nicht irgendeinen Türkis, sondern wartet darauf, dass der richtige Stein sich ihm mitteilt – er wird *lebendig*, tritt in Kontakt, in Resonanz zum Menschen. Er wird in einer Gruppe von mehreren Steinen schwer und heiß. Der Stein zieht die besonderen Kräfte des Heilers an, *ernährt* sich von ihnen und kann, dadurch gestärkt, seine Kräfte an den Patienten abgeben.

Die Heiler der Zigeuner bevorzugen unbehandelte Türkise, da sie davon ausgehen, dass nur diese in der Lage sind, die Farbe zu wechseln und damit den Seelenzustand des Tragenden anzuzeigen. Wechselt der Stein auf eine meergrüne Farbe, befindet sich der Träger in einer ruhigen Phase.

Wenn er einen Türkis in der hohlen Hand halte, ginge eine Art Bewegung zu seinem Herzen, schreibt Derlon. Er richtet seine Aufmerksamkeit vor allem auf drei Bereiche: auf den Nacken, die Kehle und das Brustbein. Der Nacken entspricht dabei dem Plexus des Gleichgewichts, die Kehle dem Plexus der Angst, das Brustbein dem Plexus Solaris. Nacken und Kehle stehen in einem direkten Kontakt zum Solar Plexus.

Der Türkis wird an einem Band um den Hals in diesen Bereichen getragen. Der Erkrankte soll *seinen* Türkis immer bei sich haben, ihn nie ablegen, selbst beim Baden und im Schlaf nicht.

Pierre Derlon beschreibt eine Wechselwirkung zwischen dem Magnetismus, wie er die heilerischen Fähigkeiten nennt, und der Kraft des Türkises. In seinem Buch „Heiler und Hexer – die überlieferte Medizin der Fahrenden", sagt Pietro Hartiss, sein Meister, zu ihm:

*„Nur der Türkis – und **nur** der Türkis – ist fähig, die geheime Sache mit dem Lebensmotor, den jeder Mensch in sich trägt, wieder anzuwerfen."*

> Wenn er einen Türkis in der hohlen Hand halte, ginge eine Art Bewegung zu seinem Herzen, schreibt Derlon.

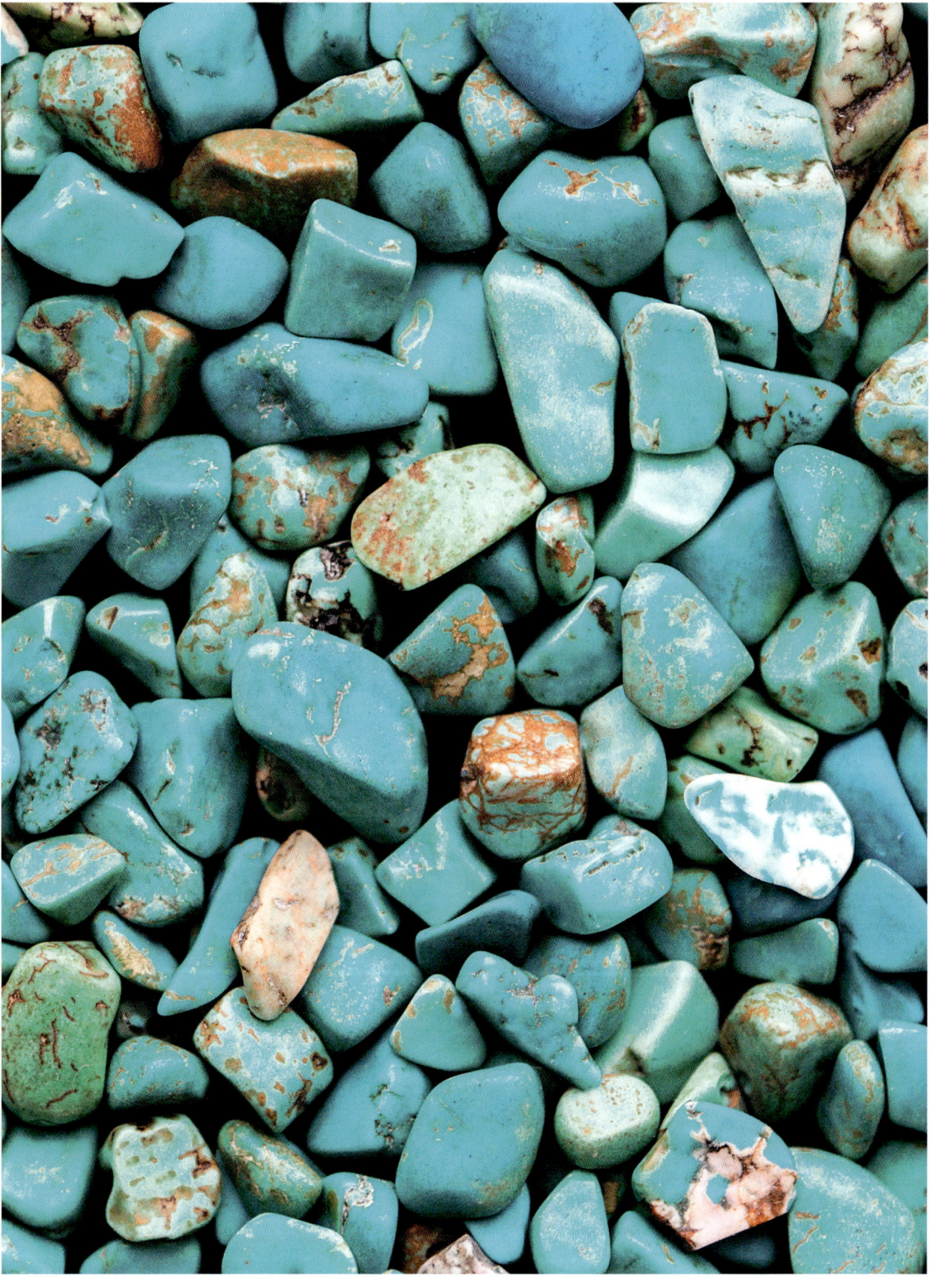

So wie der Türkis ein lebendiger Stein ist, so kann er auf dem Körper des Menschen sterben. Pierre Derlon erklärt das damit, dass der Türkis untrennbar mit dem Geistigen, mit der Psyche des Trägers verbunden ist, ja, dass er mit ihm eins ist. Gelingt es dem Türkis nicht, den psychischen Zustand des Trägers zu stabilisieren, so stirbt er.

Derlon beschreibt die Resonanz zwischen Türkis und Mensch. Auf dem Weg zum Zusammentreffen mit seinem Meister Pietro, in der Metro spielt er mit einigen Türkisen in seiner Hand. Einer davon verschafft sich seine Aufmerksamkeit:

*„Zwischen Daumen und Mittelfinger bewegt sich jetzt ein Stein, dessen eckige Form die Sensibilität meiner Hand erregt hat. Auf einmal fängt dieser Stein zu leben an."*

Dieses besondere Ereignis hinterlässt seine Spuren in Derlon. Das Handgelenk wie gelähmt, erfasst ihn Ehrfurcht, als er bemerkt, dass der Türkis in seiner Hand schwerer wird. Bevor er aussteigt, gibt er die Steine zurück in seine Tasche. Der Meister empfängt ihn lachend am Platz der Verabredung, auf der Terrasse des *Tambour*:
*„Also, mein Kleiner, geht's gut?"*
*„Ich habe die Steine, mein Phral. Ich habe es so gemacht, wie Du es gesagt hast."*
*„Ja und?"*
*„Ich habe einen schweren Stein gefunden."*
*„Einen wirklich schweren?"*
*„Ich glaube schon. Und dann ist mir ganz heiß geworden. Sogar jetzt ist mir noch warm."*
*„Er war schwer und es wurde Dir heiß?"*
*„Wenn ich es Dir sage!"*
Daraufhin soll Pierre seine Taschen leeren, hinein in den Hut des Meisters. Dieser misst jetzt die Kraft, *„die die Fähigkeit gibt, das Leben zu erlangen und zu schenken."*

So wie
der Türkis
ein lebendiger
Stein ist,
so kann
er auf dem
Körper
des Menschen
sterben.

Der Meister befühlt die Steine und findet sofort heraus, um welchen es sich handelt.

*„Wird dir warm?"* frage ich.

*„Nein".*

*„Wird dir schwer?"*

*„Nein."*

„Warum geht es dir nicht so wie mir?"

*„Weil er dich ausgesucht hat. Du bist sein animalisches Gegenstück."*

Auch die Nahrung im Körper des Menschen bewirke, dass jener schwerer würde, bis die Verdauung stattgefunden habe. Als Pierre nachfragt, warum der Stein in seiner Hand schwerer geworden ist, bekommt er die Antwort, auch die Nahrung im Körper des Menschen bewirke, dass jener schwerer würde, bis die Verdauung stattgefunden habe. Genauso sei es, wenn der Türkis sich durch ihn nähre. So zur Sonne geworden, würde der Stein jetzt hilfreich bei der Umsetzung des Heilziels, das Derlon anstrebt, nämlich einem Mädchen die verlorene Jugend wiederzugeben.

*„Ohne den Türkis kannst du nichts vollbringen. Mit ihm kannst du wagen und gewinnen. Ich sage wagen, weil alles von ihm und von dir abhängt",* erläutert der Meister in der Geschichte.

*„Ich will sagen, von deinem Magnetismus und seiner Speicherung, die der Türkis bewirkt. Merke dir eines: dieser Stein ist der einzige, der fähig ist, deinen Magnetismus aufzusaugen, sich davon zu ernähren, und dann seine eigenen Kräfte geben zu können."*

Nach dieser Belehrung nimmt der Meister alle Türkise aus dem Hut an sich und stopft sie sich in die Tasche. Belustigt erklärt er dem entsetzten Pierre, dass er alles bereits besäße, was er brauche, und der Mensch im Unterschied zum Tier generell dazu neigte, mehr zu essen, als es der Hunger befiehlt. Vielleicht sei aber doch noch der eine oder andere dabei, der in seiner, des Meisters Hand, plötzlich doch noch schwerer wöge.

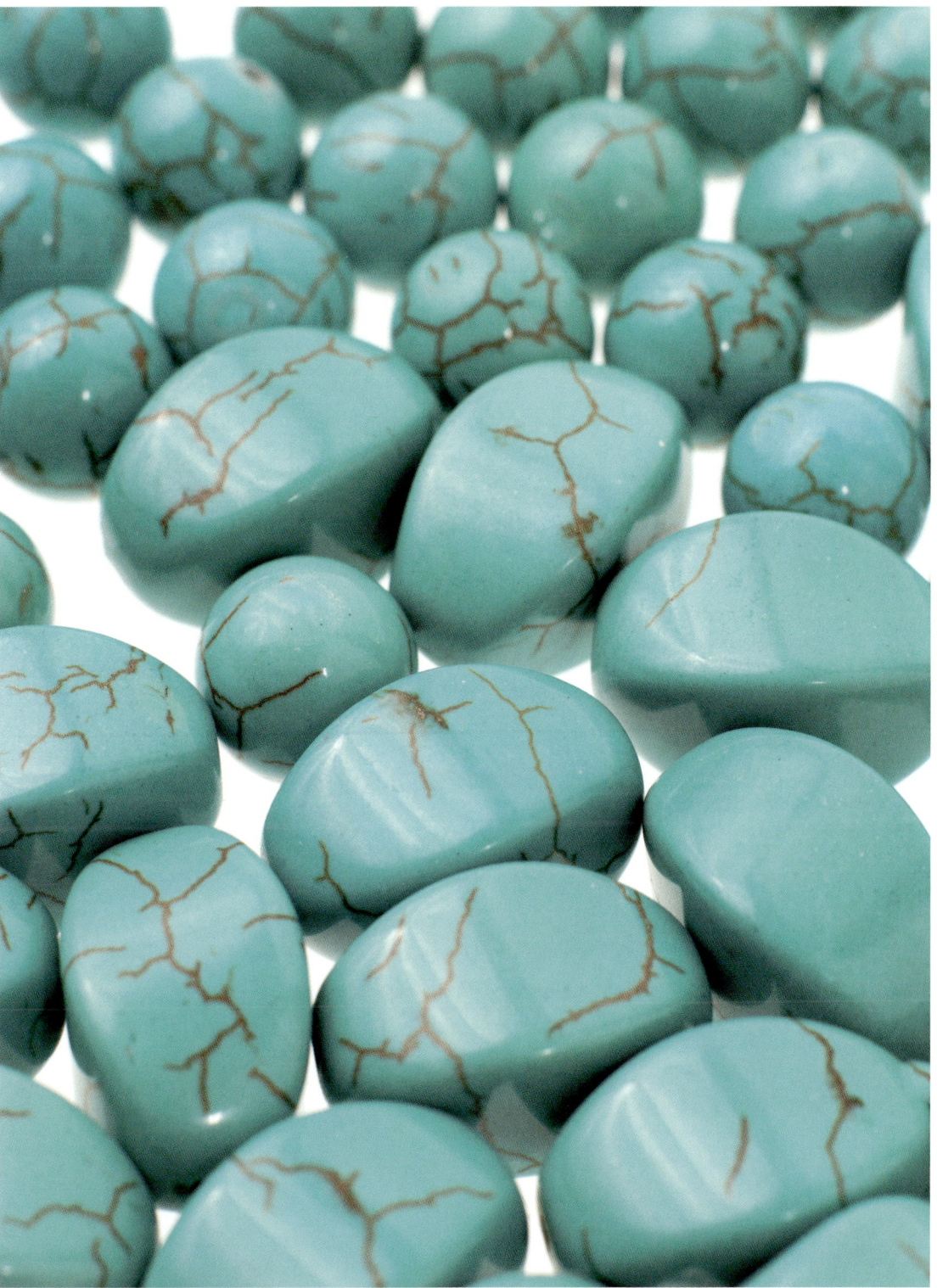

# WUNDERSAMES AUS ALLER WELT

Der sagenhafte Ruf des Türkises breitete sich von seinen Heimat-
ländern in die Welt aus. Sein Mythos hält sich bis heute – selbst die
Parfumindustrie bedient sich seiner.

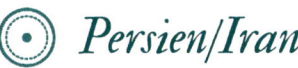 *Persien/Iran*

> Der Türkis hilft dem Menschen,
> intuitiv zwischen Gut und Böse zu unterscheiden.
> Aus dem alten Persien

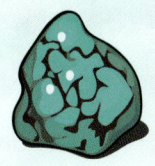

Türkis ist die Farbe Persiens, sie passt so wunderbar zu diesem Land
aus Tausendundeinernacht. Die bedeutendste Moschee des Landes,
die Königsmoschee oder Imam-Moschee in Isfahan, leuchtet von
Weitem mit ihrer türkisfarbenen Kuppel und türkis schimmert das
Wasser in den Becken der Paradiesgärten der Paläste. In der Stadt
Nischapur steht das Mausoleum des berühmten persischen Dichters
Fariduddin Attar (1136–1220), geschmückt von einer türkisblauen
Kuppel.

Persien ist bekannt für himmelblaue Türkise höchster Qualität, wobei das Himmelblau dem hohen Kupferanteil im Boden zu verdanken ist. Abgebaut werden die Steine in vielen kleinen Minen vor allem nahe der Grenze zu Turkmenistan im Distrikt Nischapur. Diese

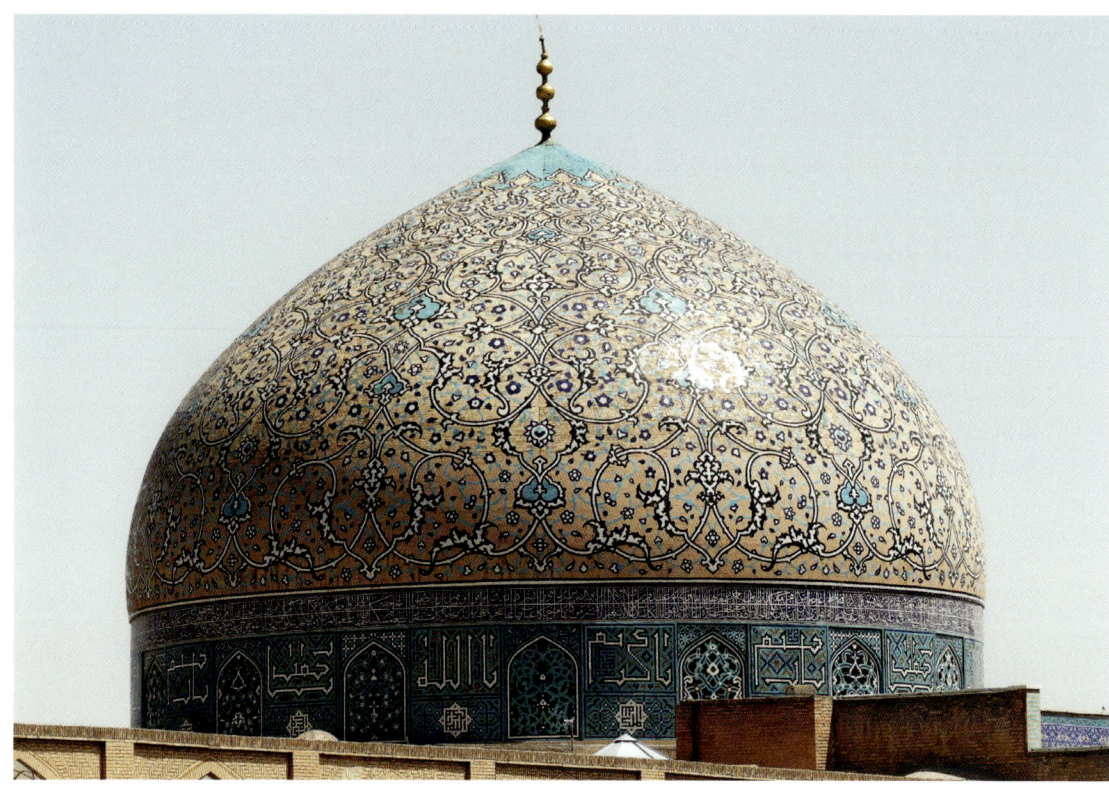

Kuppel der Königsmoschee oder Imam-Moschee.

Minen zählen zu den ältesten der Welt und von hier aus gelangte der Türkis bis nach Europa, Asien und Amerika.

Wie aus Tausendundeinernacht sind auch die Türkis-Schätze aus dem Kronschatz Persiens, die im Nationalen Juwelenmuseum in Teheran bewundert werden können. Das Museum beherbergt vermutlich die wertvollste Juwelensammlung der Welt, darunter einen Juwelenglobus aus dem 19. Jahrhundert, der aus 34 kg Gold gefertigt ist. 51 366 Edelsteine mit einem Gewicht von circa 4 kg sind darauf angebracht. Die Meere sind mit Smaragden dargestellt, Indien mit Amethysten, Afrika mit Rubinen, England und Frankreich mit Diamanten, Persien mit Türkisen – und die Hauptstadt Teheran mit einem großen Diamanten.

Der Türkis war in Persien allgegenwärtig. Die Perser flochten ihren Kamelen und Pferden mitunter sogar Türkise in ihre Schwänze und dem Lieblingstier wurde schon mal ein türkises Halsband umgelegt. Die Schahs besprengten an religiösen Feiertagen ihre Harems mit Türkisen und es hieß, man könne das Böse abwenden und das Gute anziehen, wenn man die Reflexion des Mondlichtes auf dem Gesicht eines Freundes, auf einer Schrift des Korans oder auf einem Türkis sehen würde.

Ein Text aus dem *Juaher Nameh*, einem Werk über Edelsteine, das vermutlich in Persien im 17. Jahrhundert verfasst wurde, zeigt die hohe Wertschätzung, die der schöne Stein genoss:

*„… sie [die Türkise] sind würdig, die Schatzkammern und Paläste der Herrscher zu schmücken, denn sie wenden das Unglück ab von denen, die sie tragen, stimmen die Prinzen wohlwollend, vermehren den Reichtum, erhalten den Scharfblick des Auges, sichern den Sieg über den Feind und verscheuchen die bösen Träume".*

## Der Türkiskelch des Königs Dschamschid

Einen äußerst kostbaren und wundersamen Kelch soll der sagenhafte König Dschamschid (ca. 800 v. Chr.) besessen haben. Es heißt, er habe ihn bei der Gründung von Isthakar gefunden. Der Kelch bestand aus einem einzigen riesigen Türkis und war gefüllt mit einem Trank aus flüssigem Gold, der Unsterblichkeit und Weisheit verlieh. Der türkise Kelch war von zylindrischer Form und auf seiner polierten Außenseite spiegelten sich die Vergangenheit, Gegenwart und Zukunft der gesamten Welt, woraus die persischen Herrscher für ihre Handlungen ihre Schlüsse ziehen konnten. Das ihnen daraus gewonnene Glück verließ sie jedoch, als der Kelch verloren ging, denn damit verlor sich auch die Kunst, die Geschicke richtig zu deuten.

Die Perser flochten ihren Kamelen und Pferden mitunter sogar Türkise in ihre Schwänze und dem Lieblingstier wurde schon mal ein türkises Halsband umgelegt.

Der Kelch war gefüllt mit einem Trank aus flüssigem Gold, der Unsterblichkeit und Weisheit verlieh.

# ⊙ *Mexiko, die Azteken*

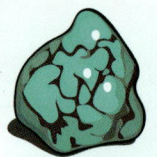

Das Herz ist ein schöner polierter Türkis.

Überlieferung der Azteken

Sucht man nach dem Namen vom ersten Weißen, der in Amerika einen Türkis zu Gesicht bekam, so dürfte dies wahrscheinlich Juan De Grijalva gewesen sein. Der Spanier entdeckte Yukatan und erhielt 1518 von Einheimischen im Tauschhandel drei mit Türkismosaiken belegte Masken.

Die Azteken lebten in einer Hochkultur. Ihr Reichtum war legendär: Gold und Türkis waren in ungeheuren Mengen vorhanden; die Türkise kamen zum Teil von weit her. Es gibt Stücke, die einen Transportweg von 1500 km hinter sich hatten, ein großer Teil der Türkise stammte aus den Cerrillos-Minen in New Mexiko. Teils gelangten die Stücke durch Handel ins Land, teils wurden sie als Tribut von den unterworfenen Völkern eingefordert.

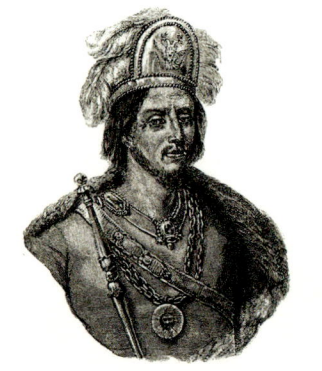

Montezuma,
der letzte große Azteken-Herrscher.

Montezuma, der letzte große Azteken-Herrscher, soll bei den berühmt-berüchtigten Opferritualen ein Türkisdiadem, Nasenschmuck aus Türkis sowie einen Lendenschurz getragen habe, der mit Türkisperlen bestickt war.

Er hat verzweifelt versucht, das Vordringen der Spanier zu verhindern, machte ihnen wertvollste Geschenke, darunter Gold, Stoffe und viele edle Kostbarkeiten aus Türkis, wie etwa eine Maske, die mit einem Türkismosaik belegt und mit einer Schlange aus Türkis geschmückt war, große Türkis-Ohrringe im Schlangendesign, eine Art Mitra aus Ozelothaut, auf der ein großer Türkis thronte und die mit einem Türkismosaik geschmückt war, sowie eine Art Bischofsstab, der aus einem Türkismosaik bestand und am oberen Ende einen gewundenen Schlangenkopf trug.

Vier der kostbaren grünen Türkise Montezumas sollen sich heute noch im Kronschatz Spaniens befinden. Er selbst als oberster Herrscher der Azteken und Hohepriester schmückte sich reichlich mit Ketten aus Türkis, der ein wichtiger Stein der aztekischen Mythologie war: Er galt als Stein des Himmels und wurde in Verbindung gebracht mit den Göttern, mit Quetzalcoatl und Feuerschlangen, die von den Sternen kamen.

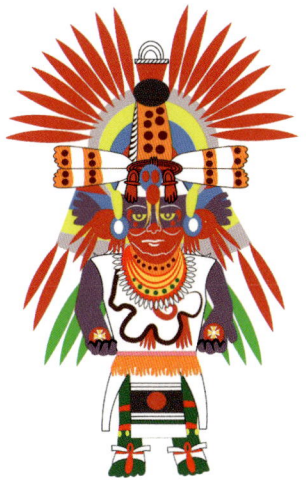

Der Gott Quetzalcoatl.

Von Sahagun, einem spanischen Missionar, stammt die Beschreibung, wie die Azteken einen Ort erkannten, an dem ganz besondere Steine zu finden waren:

*Die Erfahrenen, die Wissenden, suchen nach ihm. Und so können sie ihn erkennen: sie sehen, dass er atmet, raucht, Dampf von sich gibt. Ganz früh bei Tagesanbruch, wenn die Sonne aufgeht, suchen sie sich einen Platz, wo sie zur Sonne sehen können. Wenn die Sonne aufgeht, dann schauen sie sich sehr aufmerksam um, sie beobachten aufmerksam und blinzeln nicht mehr [...] Und überall, wo sie so etwas wie eine kleine Rauchsäule sehen, und dass hier etwas Dampf abgibt, dann liegt hier der wertvolle Stein. Vielleicht ist es ein grober Stein; vielleicht ist es ein normaler Stein; oder etwas Weiches oder etwas Rundes. Sie heben es auf und nehmen es mit.*

### Die doppelköpfige Schlange

Einen Schatz von besonderer Ausstrahlung stellt die Türkisschlange dar, eines der wenigen erhaltenen Kultobjekte aus aztekischer Zeit. Sie ist im Britischen Museum in London ausgestellt

Die Schlange misst etwa 40 cm in der Länge; ihr Körper besteht aus Holz und ist mit ca. 2000 Türkisplättchen belegt. Die Zähne wurden aus weißen, Maul und Rachen aus roten Muschelscherben gefertigt. Spiegelt sich das Licht auf dem Körper mit den Türkisplättchen, so hat man eher den Eindruck eines Federkleides als den eines Schuppenkörpers; diese Schlange verkörpert vermutlich ein geheimnisvolles mystisches Wesen aus Schlange und Vogel.

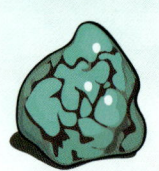

Huitzilopochtli hält die Türkisschlange in der Hand.

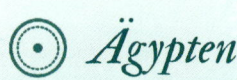 *Ägypten*

> Manche Dinge bleiben immer wahr.
> Leben und Tod.
> Erde und Himmel.
> Die Geschenke der Göttin: Intuition und Liebe.
> Aus dem Ägyptischen Totenbuch

Die alten Ägypter verwendeten das gleiche Wort für Freude wie für Türkis – und drückten damit ihre tiefe Verbundenheit zu dem edlen *Stein der Freude* aus. Er war ein Stein der Pharaonen und der Heiler. In zahlreichen Gräbern fanden sich Schmuckstücke aus Türkis, wie im Grab des Tutanchamun.

Archäologen fanden das Grab von Horus Djer, der im 3. Jahrtausend v. u. Z. regierte, und man entdeckte einen mumifizierten Arm mit einem Schmuckstück der besonderen Art: ein Ensemble aus vier Armbändern, die mit Gold, Türkis, Lapislazuli und Amethyst verarbeitet sind. Dies ist der älteste gefundene Schmuck, in dem Türkis vorkam. Das Armband befindet sich im Museum in Kairo, der Arm ist leider verschollen.

Türkis war eine wichtige Grabbeigabe, stand doch die blaugrüne Farbe des Edelsteines für zweierlei: das Blau für Nun, den Urozean, aus dem alles Leben entstand, das Grün für die lebendige Pflanzenwelt. Die beiden Farben bedeuten Fruchtbarkeit und Regeneration, und so wurde der Türkis als Hoffnung auf eine Wiederbelebung des Toten mit ins Grab gegeben.

Die Vorstellung vom *Bösen Blick*, dem Blick eines Menschen, von dem magische Kräfte ausgehen, war in Ägypten weit verbreitet: Ein inneres Feuer loderte im Auge und dieses Feuer konnte auf andere Personen gerichtet werden. Dem Türkis traute man zu, den negativen Zauber zu brechen. Die Kraft, die *Hitze*, die von einem suggestiven Blick, der einem nichts Gutes will, ausging, sollte auf den Stein abgelenkt und von ihm absorbiert werden, wobei der Stein durch die Hitze des Blickes jedoch sein Kristallwasser und damit seine Farbe verlieren konnte.

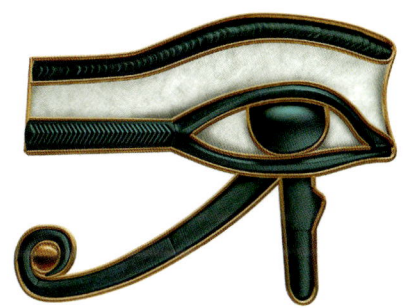

Das Horusauge schützt vor dem *Bösen Blick*.

Auch andere Steine wie Lapislazuli wurden als Heilsteine in einem Beutel am Körper getragen, aufgelegt, zerstoßen, in Flüssigkeiten getrunken oder in Salben gemischt. Auch das Einlegen in Wasser und Trinken des Edelsteinwassers wurde bereits vor Tausenden von Jahren in Ägypten praktiziert.

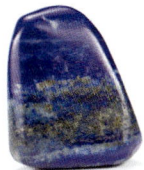

Lapislazuli

## Der Türkis, die Mumien und das ewige Leben

Die Ägypter versuchten, den Toten möglichst unversehrt zu erhalten und ihm durch eine rituelle Bestattung und mit den richtigen Beigaben versehen eine Auferstehung zu ermöglichen. Nach der Entnahme der Organe, die man separat in Krügen in einer speziellen Flüssigkeit, der sogenannten *Flüssigkeit der Kinder des Horus* aufbewahrte, wurde der zuvor präparierte Körper bandagiert und durch Zugabe von magischen Amuletten aus Türkis oder Karneol, die zwischen die einzelnen Bandagen gesteckt wurden, geschützt.

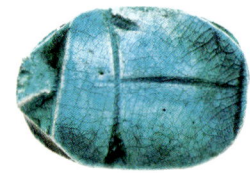

Mitunter legte man auch einen Skarabäus aus Türkis in den Mund der Mumie, um einen vollständigen Austritt der Seele aus dem Körper zu verhindern. Dahinter steht die Vorstellung, dass ein Teil der Seele nach dem Tod im Körper verbleibt, bis dieser zerfällt. Verhindert man das Austreten nicht, so kann die Seele vorschnell durch den Mund entweichen.

Ein Skarabäus als Grabbeigabe.

## Hathor, die Herrin des Türkises

*Herrin des Türkises* wird die Göttin Hathor in alten ägyptischen Texten genannt; sie ist die Beschützerin der Reisenden und ganz besonders derer, die sich auf die Sinai-Halbinsel begaben, um dort den Türkis abzubauen. Die schöne Göttin ist wunderbar als Schutzgöttin für den Türkis geeignet, denn sie hat so wie der edle Stein eine Verbindung zum Himmel und zum Jenseits und sie besitzt so wie der Türkis ein schützendes Wesen.

Häufig trägt sie ein türkisfarbenes oder rotes Kleid und hält in der Hand das Anch-Symbol, ein altägyptisches Zeichen, das ein Weiterleben nach dem Tod symbolisiert. Als Totengöttin bringt sie den Verstorbenen Speis und Trank.

Hathor fungiert als Personifikation des Urhimmelgewässers, des nächtlichen Himmels und der Milchstraße und sie begleitet den Sonnengott Re auf seiner täglichen Reise in seiner Sonnenbarke.

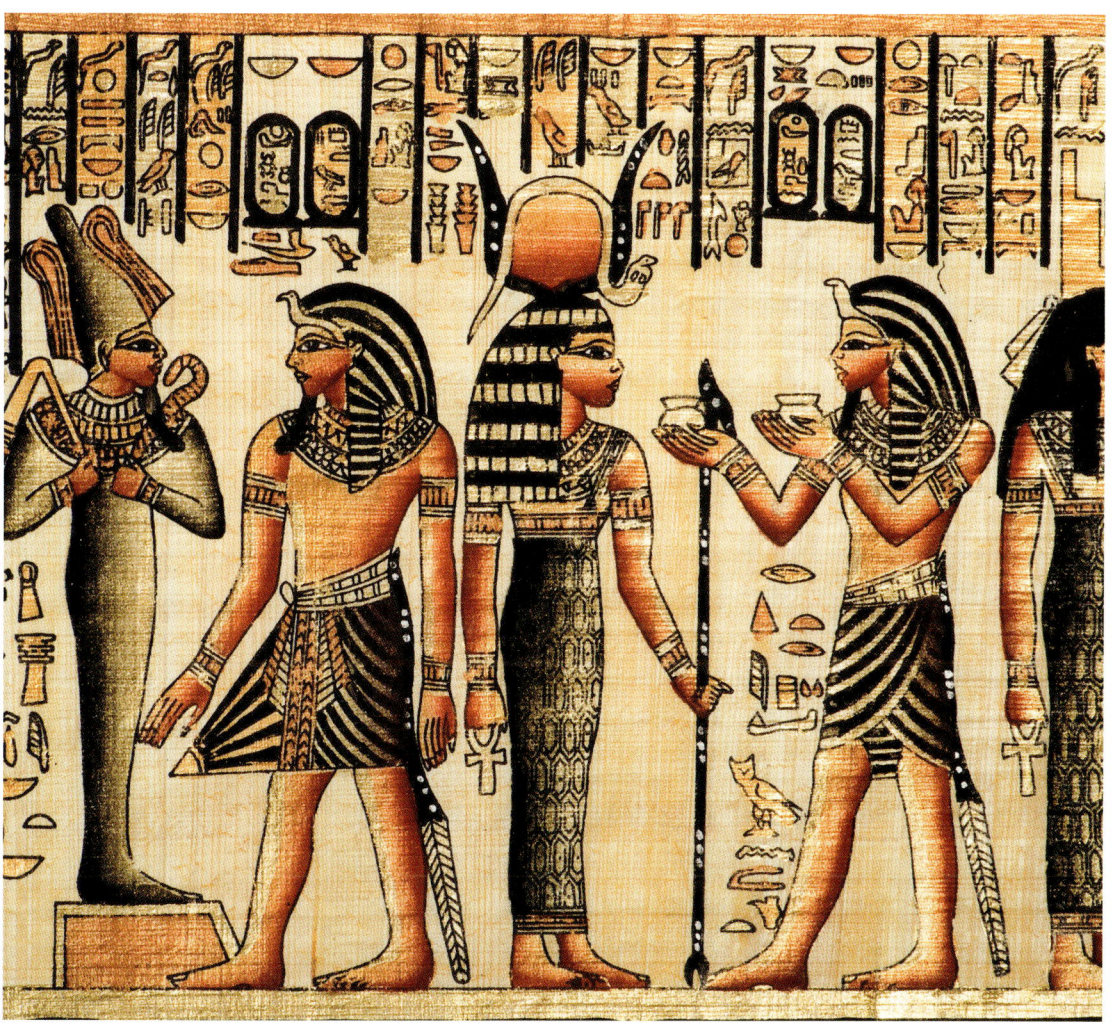

Hathor, die Herrin des Türkises

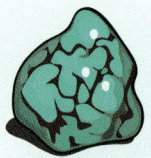

# ⊙ *Israel*

Seine Hände sind wie goldene Ringe, voll Türkise.
Sein Leib ist wie reines Elfenbein,
mit Saphiren geschmückt.

Hohelied 5.14

Israel besitzt einen Nationalstein, den Eilat oder Salomon-Stein. Dieser ganz besondere Stein besteht aus mehreren Mineralien, Türkis, Malachit und Chrysokoll, und verdankt seinen Namen der südlichsten Stadt Israels, Eilat; hier wurde er im Timna-Tal, etwa 25 km nördlich von ihr gelegen, in Kupferminen abgebaut.

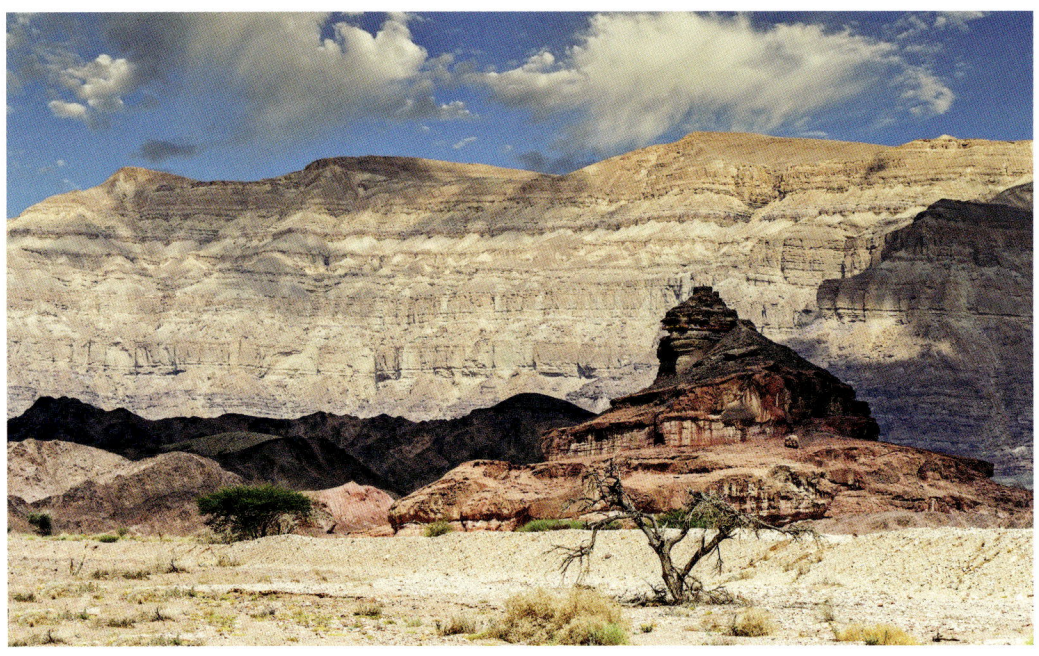

Der Nationalpark Timna-Tal liegt 25 km von der Stadt Eilat entfernt.

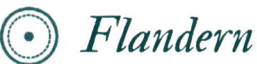 *Flandern*

> „Man sollte den Türkis preisen,
> denn wenn man ihn trägt,
> lindert und verhindert er Schmerzen
> an Augen und Kopf.“
>
> Boetius de Boot

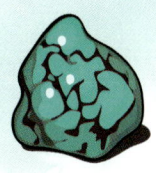

Der Ruf des Türkises als magischer Stein verbreitete sich nach den Kreuzzügen in ganz Europa. Wer es sich leisten konnte, erwarb ein Exemplar. Gerade auch in Flandern scheint das Interesse am Türkis besonders groß gewesen zu sein, davon erzählen die beiden Geschichten:

Boetius (oder Anselmus) de Boodt (1550–1632), ein wohlhabender flämischer Gelehrter und Leibarzt von Rudolph II. in Prag, veröffentlichte 1609 ein berühmtes Werk über die Edelsteine: *Gemmarum et Lapidum Historia*, in dem er 600 Mineralien beschrieb und noch weitere 233 erwähnte:

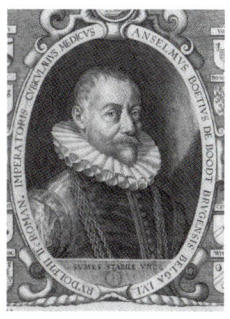

Boetius de Boodt

### Über den Türkis

Dem Türkis wird nachgesagt, dass er die Sehkraft und die Lebensgeister des Trägers stärkt; aber seine Hauptstärke ist der Schutz vor Stürzen und jeder glaubt, dass er diese selbst auf sich nimmt, so dass der Träger keine Verletzungen erleidet – eine Fähigkeit, die der Verstand nicht erklären kann. Ich gelobe hoch und heilig, dass ich immer einen in einen Ring gefassten Türkis trage, und seine Eigenschaften kann ich nicht genügend schätzen.

Vor dreißig Jahren wurde er von einem Spanier getragen, der nicht weit entfernt von meinem Vater wohnte. Nach seinem Tod wurde, so wie es bei uns Brauch ist, all sein Besitz verkauft, unter anderem auch der Türkis. Niemand gab ein Gebot für ihn ab, auch wenn viele extra wegen ihm gekommen waren und ihn wegen der auserlesenen Farbe, die er zu Lebzeiten seines früheren Eigentümers gehabt hatte, kaufen wollten; denn er sah eher wie ein Malachit als wie ein Türkis aus. Mein Vater und mein Bruder waren ebenfalls gekommen, um für den Edelstein zu bieten, den sie so oft vorher bewundert hatten, und waren ganz verwundert über seine Veränderung. Mein Vater kaufte ihn dennoch für einen ganz kleinen Betrag, da jeder dachte, es wäre gar nicht derselbe Stein, den der Spanier getragen hatte. Als mein Vater nach Hause kam, meinte er, es wäre unzumutbar, so einen hässlichen Stein zu tragen, und er schenkte ihn mir und meinte:

*„Da es heißt, dass ein Türkis, damit er seine Kräfte entfalten kann, zu Hause verschenkt werden sollte, so mache ich ihn Dir hiermit zum Geschenk."*

Ich brachte den Stein zu einem Graveur, um mein Wappen eingravieren zu lassen, so wie es mit Jaspis, Chalcedon und anderen billigen Steinen gemacht wird, und hatte nicht vor, ihn als Schmuckstück zu tragen, da er ja seine ganze Schönheit verloren hatte. Ich bekam ihn vom Graveur zurück und trug ihn als Siegelring. Ich trug ihn kaum einen Monat am Finger, als seine ursprüngliche Farbe zurückkehrte, wenn er auch nicht mehr strahlte wie zuvor, was an seiner unebenmäßigen Oberfläche und der Gravur lag. Alle waren sehr erstaunt, umso mehr, als die Farbe jeden Tag noch schöner wurde. Seitdem ich das festgestellt habe, nehme ich ihn nicht mehr vom Finger.

Seine wunderbaren Fähigkeiten, wenn man einen Sturz erleidet, durfte ich am eigenen Leib erfahren. Als ich zu Pferde aus Padua nach Böhmen zurückkehrte, wo ich meinen Doktortitel gemacht hatte, zeigte mir ein Führer, den ich angestellt hatte, einen Fußpfad neben der Hauptstraße, und auf diesem ritt ich in der Dunkelheit eine Zeit lang. Plötzlich hielt mein Pferd inne und wollte nicht mehr weitergehen. Mein Führer, den ich rief, sagte mir, es sei eine Senke im Boden und dass ich zurück müsste, da der Pfad sehr schmal wäre. Als ich mit meinem Pferd wendete, stolperte es und kam mit seinem linken Bein vom Pfad ab in Richtung der Hauptstraße. Sobald ich merkte, dass ich im Begriff war, vom Pferd zu fallen, warf ich mich aus dem Sattel auf die Straße. Ich fiel auf meine Seite und das Pferd direkt neben mir auf den Rücken. Der Führer, der meine Rufe nicht hören konnte, glaubte, dass mich das Pferd zu Tode gedrückt hatte. Aber ich war wohlbehalten, hatte überhaupt keine Verletzung erlitten, stieg wieder auf mein Ross und setzte meine Reise fort. Aber als ich am nächsten Morgen meine Hände wusch, sah ich, dass mein Türkis einen Sprung hatte und ein Viertel von ihm abgebrochen war. Ich ließ den größeren Teil des Steines neu fassen und trug ihn einige Jahre.

Als ich eines Tages versuchte mit Hilfe einer langen Lanze eine Last, die meine Kräfte überforderte, aus einem Fluss zu ziehen, krachten plötzlich die Knochen in meiner Brust, als wenn eine Rippe gebrochen wäre, und ich spürte einen dumpfen Schmerz in der Seite. Da ich dachte, dass etwas gebrochen wäre, untersuchte ich die Stelle genauer und entdeckte, dass sich die unterste Rippe verschoben hatte und sich nun ihr Ende unter der vorletzten befand. Da ich nur wenig Schmerzen hatte, verzichtete ich darauf, die Stelle zu verarzten. Aber zu meiner Überraschung bemerkte ich, dass mein Türkis wieder in zwei Teile gebrochen war, der kleinere Teil von beiden war jedoch nicht größer als ein Hanfsamen. Aber damit er mir nicht herausfallen konnte, ließ ich den größeren Teil, auf dem fast noch mein ganzes Wappen zu sehen war, in einen neuen Ring fassen, und diesen trage ich noch immer jeden Tag.

Nun ist es auf keinen Fall sicher, dass der Unfall und der Bruch des wertvollen Steines gleichzeitig stattgefunden haben; ich bin jedoch davon überzeugt, dass dieser Edelstein es nicht von Natur aus verhindern kann, dass man bei einem Unfall Schaden erleidet oder dass er das Unglück auf sich selber lenken kann. Es ist geboten, diese Ereignisse einer verborgenen Kraft zuzurechnen, das heißt guten und bösen Geistern (soweit Gott dies wünscht und zulässt), wie ich es im Kapitel über die Kräfte der Edelsteine beschrieben habe. Jedenfalls kann ich beteuern (was den Edelsteinen keine Kraft zuspricht, wie es allgemein der Fall ist), dass ich niemals geglaubt habe, und auch jetzt nicht glaube, dass so etwas natürlicherweise dem Türkis widerfährt.

Die Farbveränderung kann auch natürliche Gründe haben. Da dieser Edelstein nicht vollkommen hart ist, kann er leicht eine feine, blasse oder hässliche Farbe annehmen, wenn er Ausdünstungen, die ständig von den Hautporen ausgehen, aufnimmt. Selbst wenn er nach dem Tod seines Besitzers seine Farbe und Schönheit ganz verliert und er diabolische Arbeit zu leisten scheint, wenn der dessen Schicksal bemitleidet, dann ist das ein Umstand, der alle menschliche Vernunft übersteigt und gehört in den Bereich der Metaphysik, wie ich es bei den Stürzen und Unfällen bereits erwähnt habe.

Jedoch zeigen nicht alle Türkise dieses Verhalten. Was für ein Wunder ist es denn, wenn der Türkis, von dem ich oben geschrieben habe, von den salinischen Dämpfen und Ausdünstungen, die stets vom menschlichen Körper ausgehen, verändert wird und dann seine ursprüngliche Farbe zurückerhält, wenn er anderen Dämpfen und Ausdünstungen ausgesetzt ist?

Aus Erfahrung weiß man, dass der Türkis, in dem der Schweiß und die Körperausdünstungen reichlich vorhanden sind, durch Essig und Salmiak eine Farbveränderung erfährt. Ehrlich gesagt, glaube ich, dass der Grund für den Farbverlust nach dem Tod des Besitzers und das Wiedererlangen bei einem neuen Besitzer ein ganz natürlicher ist. Nicht der Tod des Besitzers ist der Grund; sondern weil der Besitzer verstorben ist, wird der Türkis nicht getragen und deshalb kann seine zarte Farbe nicht von den Körperausdünstungen geschützt werden. Ich erinnere mich, dass als ich an Gelbsucht und Verstopfung litt und mein Körper Schweiß absonderte und seine ursprüngliche Verfassung wiedererlangte, mein Türkis wieder feiner wurde – und das so vollkommen, dass dies für mich ein Zeichen meiner Genesung war.

(Pogue, Memoirs 1915, Übersetzung ins Deutsche: Jutta Beutel)


## Franciscus Rueus

Franciscus Rueus oder Francois de la Rue (1520–1585), ein flämischer Arzt und Naturwissenschaftler, erzählt folgende Geschichte: Einige wunderbare Dinge werden von den übernatürlichen Kräften des Türkises gesagt. Tatsächlich war da vor einiger Zeit ein Insulaner, der mir sehr zugetan war und der Zeit seines Lebens großen Gefallen am Türkis fand und stets einen Goldring mit einem Türkis trug. Als er durch Zufall oder wohl doch eher durch eine Krankheit verstarb, trug er noch immer seinen Ring. Dann geschah so etwas wie ein Naturwunder, denn der Türkis, der zu Lebzeiten seines Besitzers sich mit zahlreichen anderen Türkisen an Schönheit und perfekter Reinheit messen konnte, schien zunächst dunkler zu werden, als ob er den Tod seines Besitzers betrauern würde, und er zeigte der Länge nach einen so auffälligen Riss auf der Oberfläche, dass seine Schönheit davon sehr beeinträchtigt war. So verlor ich ein bisschen das Interesse daran, das Exemplar zu erwerben, obwohl ich mir vorher vorgenommen hatte, einen solchen zu besitzen, und zwar nicht nur wegen der ungewöhnlichen Schönheit des Steines, sondern auch wegen der großen Kräfte, die der oben genannte Mann immer dem Edelstein in gefährlichen Situationen zugesprochen hatte.

Ich war enttäuscht, weil ich durch meine eigene Unwissenheit irregeführt wurde – denn während ich denselbigen Stein verachtete, weil er Schönheitsfehler und Flecken trug, als er auf einer Auktion zum Verkauf angeboten wurde – so zeigte mir jemand später diesen Stein, der von jeglicher Verunstaltung befreit war; und als ich ihn in seiner früheren Vollkommenheit und Schönheit wiedersah, als ob er durch den neuen Besitzer das Recht auf Wiederherstellung erlangt hätte, war ich erstaunt über dieses unerwartete wertvolle Naturwunder und ärgerte mich über mein Pech.

Ich lernte aus dieser Begebenheit, dass der Stein mit einer gewissen göttlichen Kraft gesegnet ist.

Der Stein ist auch sehr bemerkenswert, wenn es um das Deuten von Omen geht. Mit seiner unglaublichen Gabe schützt er mutig den Träger vor Gefahren (als wäre er ein natürliches Amulett und Gegengift gegen das Unglück).

Und er stärkt das Herz und die Augen und man sagt ihm nach, dass er Glück und Wohlstand bringe.

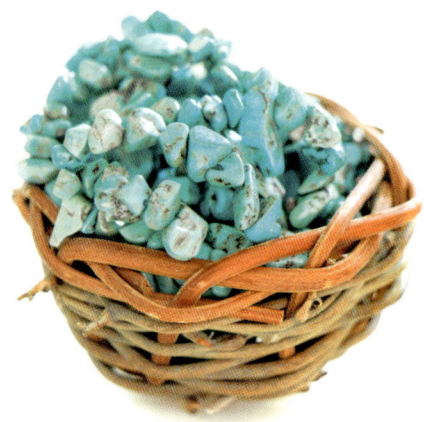

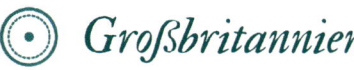 # Großbritannien

„As a compassionate turquoise which doth tell
By looking pale the wearer does not well"

John Donne, englischer Dichter (1572–1631)

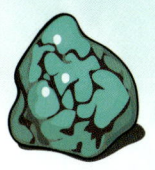

Man erwartet nicht unbedingt Türkisvorkommen in Großbritannien, und doch gibt es in Cornwall schöne Bestände. Leider wird der Türkis jedoch kaum abgebaut, da er sich hauptsächlich in Kaolin (weißer Tonerde) befindet und große Gerätschaften für dessen Gewinnung eingesetzt werden, die den Türkis regelrecht zermahlen.

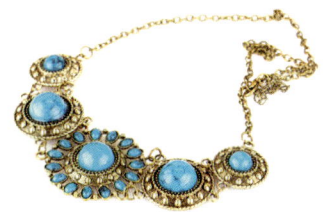

Türkis war in England überaus beliebt, jeder adelige und wohlhabende Mann versuchte, einen Türkis, der meist in Gold gefasst war, zu erwerben. Der Stein galt als Symbol für Freundschaft und Loyalität. Von Herrschenden wurde er zu diplomatischen Zwecken, verbunden mit einer Botschaft, überreicht.

Als der Bischof von Ross, John Leslie, im Dezember 1571 wegen Verbindungen zur Ridolfi-Verschwörung, deren Ziel es war, Königin Elisabeth I. zu ermorden und durch Maria Stuart zu ersetzen, im Tower zu London inhaftiert war, bat er seinen Diener Cuthbert Reid, drei Türkisringe zu kaufen, auf einen *pro principe* (für den Herrscher) eingravieren zu lassen, auf die anderen *pro patria* (für das Vaterland) und *plurima passus* (viele haben gelitten). Eventuell waren diese Ringe für Maria Stuart gedacht, um seine Loyalität und Unterstützung zum Ausdruck zu bringen.

## ⊙ Frankreich

Welches Land wäre besser geeignet als Frankreich, wenn es darum geht zu versuchen, die Magie des Steines in einem Duft einzufangen. 2006 erschien das Parfum *Pure Turqouise* von Ralph Lauren auf dem Markt. Es wurde beworben mit den schönen Worten: „*the Beauty – the Mystery – the Magic*" in Anlehnung an den Mythos des Steines. Das Parfum konnte auf Wunsch sogar mit einem echten Türkis auf dem Verschluss erworben werden.

## ⊙ Deutschland/Österreich

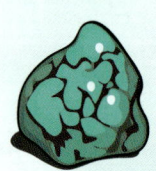

Poesie gleicht dem Türkise,
Dessen frommes Auge bricht,
Wenn verborgner Säure Brodem
Nahte seinem reinen Licht;
Dessen Ursprung keiner kündet,
Der wie Himmelsgabe kam,
Und des Himmels milde Bläue
Sich zum milden Zeichen nahm.

Annette von Droste-Hülshoff (aus dem Gedicht Poesie, 1844)

Den Deutschen ist es kaum vergönnt, auf einer Wanderung durchs Gelände auf eine Türkisader zu treffen, und doch gibt es auch hier und in Österreich Türkisfunde. Bekannt geworden ist Weckersdorf in Thüringen, wo kleinere Vorkommen in Schiefer gefunden wurden, einige wären sogar schleifwürdig gewesen. In Altmannsgrün im Vogtland fand man 1994 beim Verlegen eines Abwasserrohres in bis zu 2,5 m Tiefe türkisführenden Kieselschiefer, der von sehr schöner Farbe war, aber der Türkis überzog nur sehr dünn den Schiefer. Leider wurde der Aushub bereits nach wenigen Tagen wieder zugeschüttet. Weitere Fundstellen von zum Teil sehr kleinen, bis 1 mm großen kristallinen Kugeln oder von zarten Schlieren gibt es in der Grube Tannenberg bei Mühlleithen und im nahe gelegenen Schneckenstein, in Oelsnitz und Meßbach sowie in Horscha in der Oberlausitz.

Eine kleine Sensation war der erste Türkisfund in Österreich 1997. Die Türkise befanden sich in einem Graphitlager in der Nähe von Amstall in Niederösterreich. Leidenschaftliche Sammler nahmen den etwas abenteuerlichen Weg durchs Unterholz im Steinbruch auf sich, eigentlich auf der Suche nach anderen Mineralien, und trauten ihren Augen kaum, als sie die zarten bläulichen Türkisadern entdeckten. Die Sammler kamen gerade noch rechtzeitig, denn schon kurz darauf wurde der Fundbereich im Steinbruch wieder aufgefüllt.

# ⊙ *Weltweite Türkisminen*

## Ägypten

In Ägypten liegen die ältesten Türkisminen der Welt. Die edlen Steine werden auf der Sinai-Halbinsel schon seit über 5000 Jahren abgebaut, belegt ist der Minenabbau für 3200 v. Chr. (Maghara Wadi Mine). Die Steine wurden einst an die Nubier, Griechen und Römer geliefert, die unter ägyptischer Herrschaft standen. Bekannt sind die Fundstellen bei Sarabit el Khadim, hier wurde der Türkis bereits für die kostbaren Schmuckstücke der Pharaonen geholt.

Die Vorräte sind jedoch heute fast erschöpft. Nur selten noch kommen Beduinen zu den alten Minen, um mit Hilfe von Schießpulver Türkis abzubauen. Die Farben der ägyptischen Türkise variieren von Blau bis Grünblau.

## USA

Der Südwesten der USA ist bekannt für seine reichen Türkisvorkommen, die Indianer haben hier bereits lange vor der Ankunft der Weißen Türkis gewonnen. Nach der Besiedlung durch die Weißen wurde der Türkis häufig als Nebenprodukt bei der Kupfergewinnung mit abgebaut und zahlreiche Minen entstanden in Colorado, Nevada, Arizona und New Mexiko. Im Südwesten ist der Türkis ein sehr beliebtes Sammelobjekt, was sich dann auch in den Preisen widerspiegelt.

### Colorado
Colorado besitzt nur wenige Türkisminen, jedoch ist der gewonnene Türkis von sehr guter Qualität.
**King's Manassa Mine (früherer Name: Lickskillet Mine):** In der ältesten und sehr bekannten Mine Colorados wurde 1941 sogar ein

Nugget von 5 kg Gewicht gefunden. In der King's Manassa Mine sollen schon die Anasazi in prähistorischer Zeit ihren Türkis abgebaut haben. Die Mine ist bekannt für Steine von grüner bis blaugrüner Farbe mit goldener oder brauner Matrix.

**Bad Boys of Cripple Creek:** Cripple Creek ist vor allem für seine Goldvorkommen berühmt und Türkis wird hier meist als Nebenprodukt beim Goldabbau gewonnen, eine der wenigen reinen Türkisminen ist die Bad Boys of Cripple Creek. Der Türkis ist von grünlicher oder hell- bis dunkelblauer Farbe und ungewöhnlich hart (härter als 6 nach Mohs). Er wird von den Betreibern unbehandelt angeboten, was in der heutigen Zeit selten und kostbar ist.

**Leadville Turquoise Mine:** In den kleinen Minen rund um die Stadt Leadville wurden tiefblaue Steine mit grünlichem Einschlag abgebaut.

### Nevada

Nevada ist der US-Staat mit den meisten Türkisminen, viele davon sind kleine Familienbetriebe.

**Lander Blue Mine:** Die kleine Mine liefert sehr kostbaren dunkelblauen Türkis mit starker Matrix. Die Steine der Mine sind vor allem bei Sammlern sehr begehrt.

**Blue Gem Turquoise Mine oder Turquoise Tunnel:** In der einst sehr großen Mine wurden von 1934 bis in die Siebzigerjahre des letzten Jahrhunderts Steine abgebaut, die häufig eine grüne Farbe mit schwarzer Matrix aufwiesen. Eine Besonderheit waren Steine von gleichzeitig grüner und blauer Farbe.

**Super X oder Arrowhead Mine:** Die Mine, die seit den 40er-Jahren des letzten Jahrhunderts betrieben wurde und mittlerweile geschlossen ist, lieferte ungewöhnlich schöne Steine mit goldfarbener Maserung aus Pyrit.

**Fox Mine:** Schon den Indianern waren die Vorkommen in der Mine bekannt, sie wurde dann seit Anfang des 20. Jahrhunderts von wechselnden Besitzern betrieben. Die Fox Mine galt als der größte Türkisproduzent Nevadas. Die Steine sind von guter Härte und meist von schöner blauer bis blaugrüner Farbe.

**Godber Mine:** Die Mine, die derzeit nicht in Betrieb ist, wurde 1932 entdeckt und lieferte Türkise von sehr guter, schöner und harter Qualität von mittel- bis dunkelblauer Farbe und von Netzen durchzogen.

**Candelaria:** Die Mine produzierte sehr schöne Qualitäten von leuchtendem Blau, nur selten gelangen Steine jedoch von hier in den Handel.

**Lone Mountain:** Aus der Mine, die nahe der Stadt Tonopah liegt, kommt sehr schöner, harter Türkis, der vor allem für seine Netzstrukturen, die ihn durchziehen, bekannt ist.

**Royston Distrikt:** Die Steine aus diesem Distrikt zählen zu den schönsten der USA, die wichtigsten Minen sind die Royal Blue, Bunker Hill und Oskar Wehrend.

**Number Eight:** Feine Mine mit sehr schönen Qualitäten, die seit einigen Jahren nicht mehr produziert, in der Mine wurden teils sehr große Steine gefunden.

**Apache Blue (früher Turkey Track):** Die Mine liegt in den Candelaria-Hügeln und wurde vor Kurzem wieder eröffnet. Sie ist bekannt für erstklassige Türkisqualitäten von tiefblauer Farbe, mit einer schwarzen oder braunen Matrix.

## Arizona

In Arizona finden sich tiefblaue Steine und weltberühmte Minen haben hier ihren Sitz.

**Sleeping Beauty:** Der poetische Name „Schlafende Schönheit" geht auf den Berg zurück, vor dem sich die Mine befindet. Die einst größte Mine im Südwesten, die 2012 geschlossen wurde, lieferte Steine von großer Schönheit und himmelblauer Farbe. Nach Schließung der Mine stieg der Türkispreis weltweit sprunghaft an.

**Kingman:** Sammelbegriff für ein Minengebiet, das im NW Arizonas liegt und ein reiches Türkisvorkommen besitzt. Seit 1898 wird es abgebaut. Der Türkis wird meist stabilisiert und farbintensiviert angeboten.

**Morenci:** Die Mine liegt nahe dem Staat New Mexiko und liefert Türkise von hoher Qualität und kräftiger Farbe; die hiesigen Türkisvorkommen waren bereits den Indianern bekannt.

**Castle Dome (auch Pintoy Valley):** Die Mine wurden in den 1940er-Jahren eröffnet und war einst der zweitgrößte Türkisproduzent in Arizona. Sie produzierte Türkis von eher mittlerer Qualität mit blauer und grüner Farbe und ist mittlerweile geschlossen.

**Bisbee:** ist ein Gebiet mit reichen Erzvorkommen nahe der mexikanischen Grenze; der Türkis wurde hier als Nebenprodukt beim Kupferabbau gewonnen, jedoch erfolgt derzeit kein weiterer Abbau. Bisbee-Türkis ist häufig von dunkler Farbe mit zarter Matrix und zählt mittlerweile zu den gefragtesten und teuersten Türkisen.

**Cave Creek:** Relativ junge Mine mit schönen Funden, die in Familienbesitz ist. Die Steine, meist von mittel- bis dunkelblauer Farbe, sind jedoch kaum auf dem freien Markt erhältlich.

**Ithaka Peak:** Die Mine liegt im NW Arizonas oberhalb der King-man-Mine und ist bekannt für ihre blauen Steine mit Pyrit-Ein-schlüssen.

### New Mexiko

In New Mexiko liegen die ältesten Minen Nordamerikas, bereits zur Zeit der Azteken wurde hier in großem Stile im Cerrillos-Gebiet nahe dem Berg Chalchihuitl südlich von Santa Fe Türkis abgebaut. Die Steine gelangten von hier bis nach Mexiko und Kanada.

**The Lost Mine of Enchantment:** Die Mine wurde erst 1966 entdeckt und liegt nahe der Stadt Ruidoso; der Türkis ist von hoher Qualität und oft von grüner oder tiefblauer Farbe mit goldbrauner Matrix.

# China

China ist heute der wahrscheinlich größte Türkisproduzent welt-weit. Archäologische Funde lassen vermuten, dass schon um 1300 v. Chr. Türkis abgebaut wurde, jedoch konnte der Türkis bei den Chi-nesen nie die gleiche Wertschätzung erlangen wie die Jade; chinesi-scher Türkis ist meist poröser als der aus dem Südwesten der USA (er wird deshalb oft stabilisiert) und hat auch eine *weichere* Matrix. Lagerstätten befinden sich in den Provinzen Hubei, Shaanxi, Henan und Anhui.

Heute wird der Türkis hauptsächlich in der nordwestlich von Shanghai liegenden Ma'anshan-Mine und in der Hubei-Provinz ab-gebaut. Aus der Provinz Hubei kommen hervorragende Qualitäten, die Minen befinden sich vor allem im Nordwesten entlang der Wu-dang-Berge in einer mystischen und heiligen Landschaft. Die Steine sind meist von blassblauer bis hellgrüner Farbe. Die bedeutendsten Minen sind die Yungai-Mine und die Zhuxi-Mine.

Türkis wurde in China erst relativ spät bekannt und spielt in Medizin und Mythologie kaum eine Rolle. Das chinesische Wort für Türkis heißt „Lǜ Sōng Shí" und bedeutet grüner Tannenbaum-Stein, denn nach dem Glauben der Chinesen war der Stein die Transmutation eines Tannenbaums.

## Tibet

So sagenumwoben wie das Land sind auch die Türkisvorkommen in Tibet. Es soll Vorkommen im Westen Tibets im Gangschan-Gebirge bei Ngari-Khorsum und in der Region zwischen Lhasa und der Chinesisch-Tibetischen Grenze nahe der Stadt Qamdo geben. Aufgrund der langen Isolation des Landes sind jedoch keine verlässlichen Quellen zu finden.

## Iran

Im Iran wurde und wird noch immer Türkis allerfeinster Qualität gewonnen. Der Abbau erfolgt vor allem im Distrikt Nischapur nahe der Grenze zu Turkmenistan um den Berg Ali-mersai. Die Steine sind von gleichmäßiger schöner vergissmeinnichtblauer Farbe, mitunter mit zarter Limonit-Matrix.

## Chile

In Chile befindet sich eine der größten Obertagebau-Kupferminen der Welt, die Chuquicamata-Mine; hier wird Türkis in sehr schöner Farbe gefunden, jedoch kommt nur wenig davon auf den Markt.

# DIE HEILIGEN DREI KÖNIGE

**Legende**
**Rainer Maria Rilke (1875–1926)**


Einst als am Saum der Wüsten sich
auftat die Hand des Herrn
wie eine Frucht, die sommerlich
verkündet ihren Kern,
da war ein Wunder: Fern
erkannten und begrüßten sich
drei Könige und ein Stern.

Drei Könige von Unterwegs
und der Stern Überall,
die zogen alle (überlegs!),
so rechts ein Rex und links ein Rex,
zu einem stillen Stall.
Was brachten die nicht alles mit
zum Stall von Bethlehem!

Weithin erklirrte jeder Schritt,
und der auf einem Rappen ritt,
saß samten und bequem.

Und der zu seiner Rechten ging,
der war ein goldner Mann,
und der zu seiner Linken fing
mit Schwung und Schwing
und Klang und Kling
aus einem runden Silberding,
das wiegend und in Ringen hing,
ganz blau zu rauchen an.

Da lachte der Stern Überall
so seltsam über sie,
und lief voraus und stand am Stall
und sagte zu Marie:
Da bring ich eine Wanderschaft
aus vieler Fremde her.

Drei Könige mit Magenkraft
von Gold und Topas schwer
und dunkel, tumb und heidenhaft, –
erschrick mir nicht zu sehr.

Sie haben alle drei zuhaus
zwölf Töchter, keinen Sohn,
so bitten sie sich deinen aus
als Sonne ihres Himmelblaus
und Trost für ihren Thron.

Doch musst du nicht gleich glauben: bloß
ein Funkelfürst und Heidenscheich
sei deines Sohnes Los.
Bedenk, der Weg ist groß.
Sie wandern lange, Hirten gleich,
inzwischen fällt ihr reifes Reich
weiß Gott wem in den Schoß.

Und während hier, wie Westwind warm,
der Ochs ihr Ohr umschnaubt,
sind sie vielleicht schon alle arm
und so wie ohne Haupt.

Drum mach mit deinem Lächeln licht
die Wirrnis, die sie sind,
und wende du dein Angesicht
nach Aufgang und dein Kind;
dort liegt in blauen Linien,
was jeder dir verließ:
Smaragda und Rubinien
und die Tale von Türkis.

Rainer Maria Rilke, Das Buch der Bilder

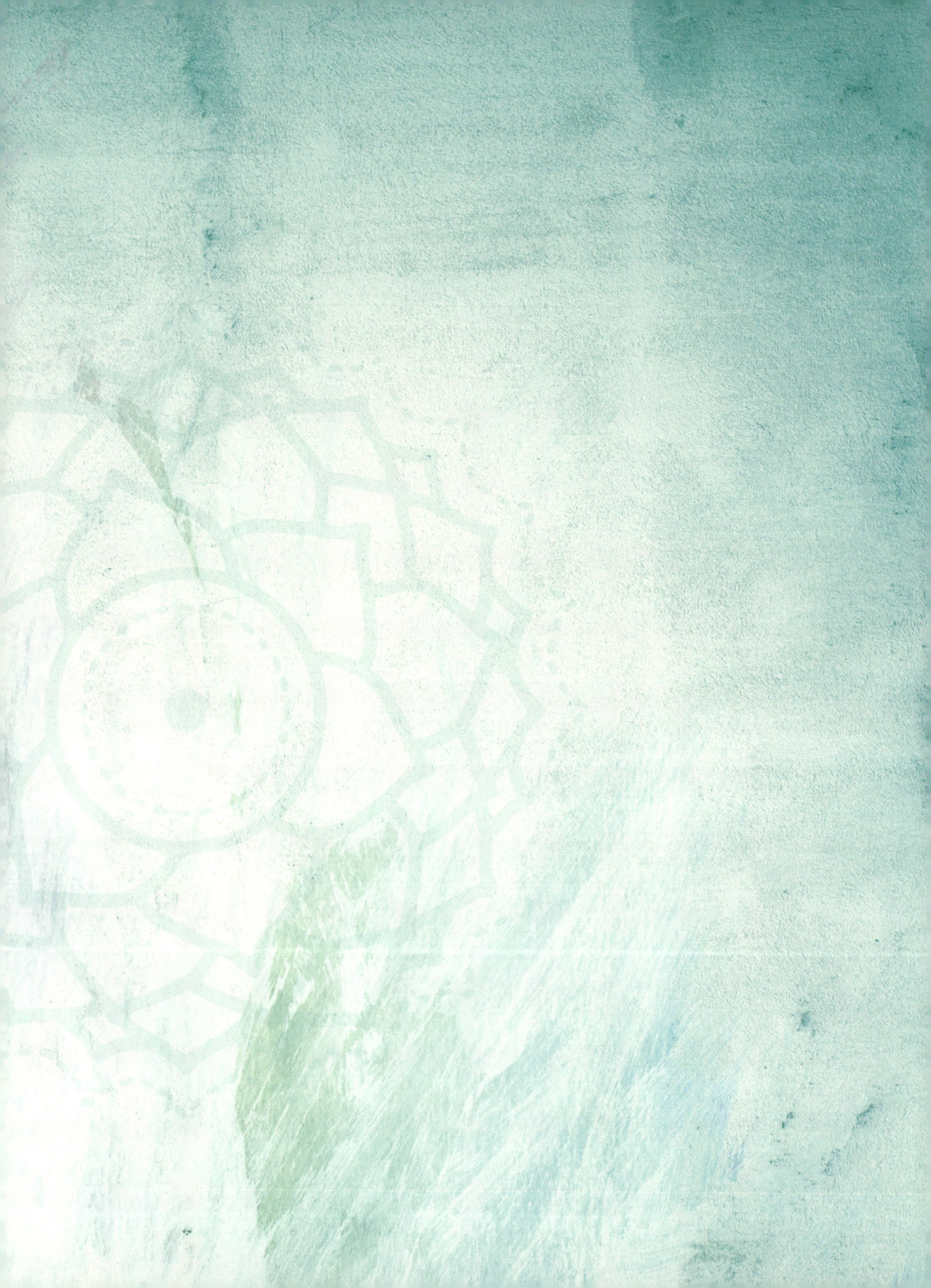

# Adressen und Kontaktdaten

**Andrew Mason**
CD über die Herstellung
eines Türkis-Bhasmas
Seminare zum Rasa Shastra
*www.neterapublishing.com*
Kontakt über Andrew Mason oder
Sebastian Hirsch (siehe unten)

**Sebastian Hirsch**
Seminare zur Alchemie
Guggenberg 14
82380 Peißenberg
E-Mail: info@heilpraxis-hirsch.de
*www.heilpraxis-hirsch.de*

**Remedia Homöopathie GmbH**
Herstellung von homöopathischen
Türkis-Dilutionen und Globuli
Salvator Apotheke
Hauptstraße 4
A-7000 Eisenstadt
Telefon: Deutschland: 0451 8118 9009
      (Weiterleitung nach Österreich)
      Österreich: +43 2682 622 20 66
E-Mail: hahnemann@remedia.at
*www.remedia.at*

**Aurora Pharma AG**
Herstellung von Türkis-Quintessenzen
Lagerstrasse 11
CH-8910 Affoltern am Albis
Telefon: +41 44 776 19 01
E-Mail: kontakt@aurorapharma.com
*www.aurorapharma.com*

**Deutsche Stiftung Edelsteinforschung (DSEF)**
Prüfung auf Echtheit/Behandlung von Edel-
steinen
Prof.-Schlossmacher-Str. 1
D-55743 Idar-Oberstein
Telefon: +49-6781-5084-14
Telefax: +49-6781-5084-19
E-Mail: gemlab@dgemg.com
*www.dsef.de*

**Institut für Edelsteinprüfung**
Prüfung auf Echtheit/Behandlung von Edel-
steinen
Riesenwaldstraße 6
D-77797 Ohlsbach
Telefon: +49-7803-600808
*www.epigem.de*

**Rainbow Gallery**
Schmuck und Einlegearbeiten mit Türkisen und
Steinen aus dem Südwesten der USA
Kontakt über:
**Astrid Zunnun**
Finca La Airosa
Camino Miradero 7
38430 Icod de los Vinos – Santa Barbara
Teneriffa, Spanien
Telefon: +34 (922) 810738
E-Mail: art@rainbowgallerysedona.com
*www.rainbowgallerysedona.com*

# Literatur

Abel, Friedrich: Nur der Adler sprach zu mir. Die Geschichte von einem, der auszog, das Leben neu zu lernen. Frankfurt: Fischer Taschenbuchverlag 2015

Adair, John: The Navajo and the Pueblo Silver Smiths. University of Oklahoma Press 1944. Reprint 1989

Agricola, Johann: Chymische Medizin. Ein Kompendium der Bereitung und Anwendung alchemistischer Heilmittel. Elberfeld: Buchverlag Oliver Humberg 2000

Bader, Marlis: Räuchern mit heimischen Kräutern. Anwendung, Wirkung und Rituale im Jahreskreis. München: Kösel-Verlag, 6. Aufl., 2006

Mc Brinn Maxine E. und Altshuler Ross E.: Turquoise, Water, Sky. Meaning and Beauty in Southwest Native Arts. Santa Fe: Museum New Mexico Press 2015

Bennett, Edna Mae: Turquoise and the Indian. Chicago: Sage Books 1970

Brand, Rafael Gil: Lehrbuch der Klassischen Astrologie. Tübingens: Chiron Verlag. 2. Aufl. 2006

Brier, Robert: Zauber und Magie im alten Ägypten. Augsburg: Weltbild Verlag 1990

Carrichter, Bartholomäus: Das Buch von der „Harmonie, Sympathie und Antipathie der Kräuter und ihren vier ersten Materien". Nürnberg: Johann Andreae Endters 1686

Derlon, Pierre: Heiler und Hexer. Die überlieferte Medizin der Fahrenden. Basel: Sphinx Verlag 1984

Döbereiner, Wolfgang: Astrologisch-homöopathische Erfahrungsbilder zur Diagnose und Therapie von Erkrankungen. Band 1. Herrsching: Verlag Döbereiner, 8. Aufl., 2002

ExtraLapis No. 16: Türkis. Der Edelstein mit der Farbe des Himmels. München: Christian Weise Verlag 1999

Fabrus, Petrus Johannis (Pierre-Jean Fabre): Alle In Zwey Theile verfassete Chymische Schriften. Hamburg: Lucas Eding 1713 (online unter: books.google.de; Abrufdatum 08.05.2017)

Fischer-Rizzi, Susanne: Himmlische Düfte. Aromatherapie. Aarau: AT Verlag, 3. Aufl., 2002

Frohn, Birgit und Uber, Heiner und Xokonoschtletl: Medizin der Mutter Erde. Die alten Heilweisen der Indianer. München: Orbis Verlag 2002

Garbe Dr., Richard: Die Indischen Mineralien. Ihre Namen und die ihnen zugeschriebenen Kräfte. Leipzig: Verlag von S. Hirzel 1882

Gienger, Michael: Reinigen. Aufladen. Schützen. Wie wir Heilsteine richtig zur Wirkung bringen. Saarbrücken: Neue Erde, 5. Auflage, 2015

Gienger, Michael und Goebel, Joachim: Edelsteinwasser. Saarbrücken: Neue Erde 2006

Grimaitre, Rolphe Alcide: Edelstein-Elixiere. Herstellung, Anwendung, Wirkung. Saarbrücken: Neue Erde 2006

Gruschke, Andreas: Die heiligen Stätten der Tibeter. Mythen und Legenden von Kailash bis Shambala. München: Eugen Diederichs Verlag 1997

Gruschke, Andreas: Mythen und Legenden der Tibeter. Von Kriegern, Mönchen, Dämonen und dem Ursprung der Welt. München: Eugen Diederichs Verlag 1996

Hermes. Mitteilungsblatt des Forschungskreises Alchemie e.V. Heft Nr. 45. 01.05.2014

Heimüller, Christian: Unterrrichtsmaterialien zu Kurs „Paracelsusmedizin"

Hetmann, Frederik: Mondhaus und Sonnenschloss. Märchen und Mythen der nordamerikanischen Indianer. Stuttgart: Verlag Freies Geistesleben 1989

Hochmeier, Peter: Der Weg des Sonnenfunkens. Schiedlberg/Österreich: BACOPA Verlag, 2.Aufl., 2005

Hochmeier, Peter: Steine und Kräfte im intertraditionalen Überblick. Österreich: Oktober 2016

Jest, Corneille: Karma, der Geschichtenerzähler. Tibetische Legenden. Düsseldorf und Zürich: Benzinger Verlag 2000

Kandinksy, Wassily: Über das Geistige in der Kunst, insbesondere in der Malerei. München: R. Piper & Co. 1912

Korse, Amandus: Edelstein Essenzen. Anleitung zur Therapie mit Edelstein-Elixieren. Hoogland/NL: Groene Toermalijn 1988

Kozminsky, Isidore: Cyrstals, Jewels, Stones. Magic & Science. Lake Worth, Florida: Nicolas-Hays 2012

Krieger, D.J./ Jäggi, C.J., Natur als Kulturprodukt. Kulturökologie und Umweltethik, Springer Verlag 2013, S. 187

Kühni, Werner und von Holst, Walter: Enzyklopädie der Steinheilkunde. Aarau und München: AT-Verlag, 3. Aufl., 2009

Kunz, George Frederick: The curious Lore of Precious Stones. New York: Halcyn House Edition, 7. Auflage, 1938

Lapis. Mineralienmagazin. Jg. 22. Nr. 10. München: Christian Weise Verlag Oktober 1997

Lapis: Mineralienmagazin Jg. 23. Nr. 2. München: Christian Weise Verlag Februar 1998

Laufer, Berthold: Notes on Turquois in the East. Chicago 1913

Marmon Silko, Leslie: The Turqoise Ledge. A memoir. New York: Viking Penguin 2011

Mason, Andrew: Rasa Shastra: The Art of Vedic Alchemy, Vol. 2 (CD). Neterapublishing 2010

Mason, Andrew: The Hidden Art of Medical Alchemy. London: Singing Dragon 2014

McAllister, Mick: Diamonds and Turquoise. The Poetry of N. Scott Mamaday. (Online unter: dancingbadgers.com; Abrufdatum 15.01.2017)

McPherson, Robert S.: Dinéjí Na'nitin. Navajo Traditional Teachings and History. University Press of Colorado: Boulder. 2012

Meloy, Ellen: The Anthropology of Turquoise. Reflections on Desert, Sea, Stone, and Sky. New York: Vintage Books 2002

Paranque Estelle, Probasco Nate, Jowitt Claire (editors): Colonization, Piracy, and Trade in Early Modern Europe. The Role of Powerful Women and Queens. Palgrave Macmillan 2017

Pogue, Joseph E.: Turquois. Memoirs of the National Academy of Sciences. Glorieta, New Mexico: The Rio Grande Press, Inc. 1973

Pregenzer Brigitte: Hildegard von Bingen, Heilsteine einfach anwenden, Tyrolia 2015

Verlag Reichle, Franz: Das Wissen vom Heilen. Tibetische Medizin. Bern: Haupt 1997

Rowe, Todd: A Proving of Turquoise. Phoenix: The Desert Institute Publishing

Schilk, Sheba Celina: Steine der Freude. Die Bedeutung von Luxusgütern in der Gesellschaft des Vorderen Orients und Ägyptens am Beispiel von Türkis und Lapislazuli. Diplomarbeit. Wien 2009

Tagore, Sourindro Mohun. Mani-Mala, Part 1 or a Treatise on Gems (1879). Kessinger Lagacy Reprints

Vollmer, Wilhelm: Vollständiges Wörterbuch der Mythologie aller Nationen. Stuttgart: Hoffmann'sche Verlagsbuchhandlung 1836

Volmar: Das Steinebuch. Ein Altdeutsches Gedicht. Herausgeber: Hans Label. Heilbronn: Verlag von Gebr. Henninger, 1877

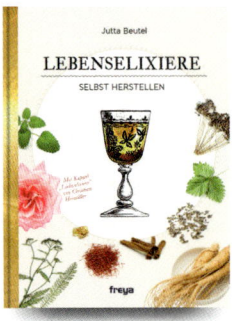

Jutta Beutel

## Lebenselixiere
### selbst herstellen.

„Lebenselixier" – allein der Klang des Wortes ist verlockend. Oder „Aqua Vitae", wie die alten Heilkundigen sagten: „Wasser des Lebens". Die Wörter lassen vermuten, dass sich etwas Großes hinter ihnen verbirgt. Lebenselixiere werden schon seit ältesten Zeiten hergestellt, ihre Anfänge reichen zurück bis das alte Ägypten und in die Antike. Im Mittelalter erreichten sie bei uns durch die Klostermedizin eine große Popularität und aus der Renaissance sind uns vielfältige Rezepte von großen Heilkundigen, wie Paracelsus, überliefert.

Sie sollen den Stoffwechsel anregen, das Herz stärken, den Schlaf fördern, die Lebensfreude vermehren – und somit lebensverlängernd wirken. Es ist also ein Wasser für den Körper und die Seele des Menschen.

ISBN 978-3-99025-212-3

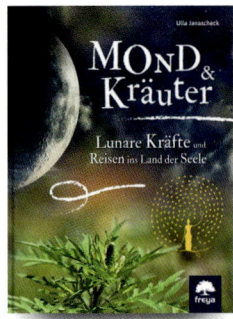

Ulla Janascheck

## Mond & Kräuter
### Lunare Kräfte und Reisen ins Land der Seele

Was hat es mit den uralten Mondkalendern der Megalith-Kulturen auf sich und wie können wir sie wieder neu beleben? Beschrieben sind die 13 Vollmonde mit ihren unterschiedlichen Energien und Inhalten im Jahreskreis. 13 Traumreisen bringen die Seele in Berührung mit der jeweiligen lunaren Kraft.

26 die Seele unterstützende Heilpflanzen begleiten den Weg durch das Mond-Kräuter-Rad. Birke steht für den Neubeginn, Karde für die Rückbindung, Johanniskraut für das Licht, Holunder für die Ahnen …

Was bewirken Räucherungen, Tees und Tinkturen für die Seele?

ISBN 978-3-99025-326-7